SpringerWien NewYork

T0280553

Wolf D. Oswald
Andreas Ackermann

Biographieorientierte Aktivierung mit
SimA®-P

Selbständig im Alter

unter Mitwirkung von

Christine Fricke, Anita Gaffron,

Thomas Gunzelmann, Peter Jaensch, Susann Kasparek,

Ursula Knöpfler, Barbara Süß und Monika Wachter

SpringerWienNewYork

Univ.-Prof. Dr. Wolf Dieter Oswald
Dr. Andreas Ackermann
Forschungsgruppe Prävention und Demenz am Institut für Psychogerontologie,
Universität Erlangen-Nürnberg, Deutschland

*Das diesem Übungsband zugrunde liegende Vorhaben wurde mit Mitteln des
Bundesministeriums für Gesundheit und Soziale Sicherung (Förderkennzeichen
BMGS 524-58640) gefördert. Die Verantwortung für den Inhalt dieser Veröffentlichung
liegt bei der Projektleitung.*

SimA® ist ein eingetragenes Markenzeichen.

Additional material to this book can be download from http://extras.springer.com

© 2009 Springer-Verlag/Wien

SpringerWienNewYork ist ein Unternehmen von
Springer Science + Business Media
springer.at

Satz: Druckfertige Vorlage der Autoren
Druck: Strauss GmbH, 69509 Mörlenbach, Deutschland

Gedruckt auf säurefreiem, chlorfrei gebleichtem Papier
SPIN 12264391

Mit zahlreichen Abbildungen

Bibliografische Information der Deutschen Nationalbibliothek
Die Deutsche Nationalbibliothek verzeichnet diese Publikation in der Deutschen
Nationalbibliografie; detaillierte bibliografische Daten sind im Internet über
http://dnb.d-nb.de abrufbar.

ISBN 978-3-211-79901-7 SpringerWienNewYork

Vorwort

Prävention und Therapie von demenziellen Erkrankungen bekommen in einer alternden Gesellschaft einen immer größeren Stellenwert. Vor diesem Hintergrund wurde in einem vom Bundesministerium für Gesundheit und Soziale Sicherung der Bundesrepublik Deutschland geförderten Projekt untersucht, ob geeignete theoriengeleitete Aktivierungsmaßnahmen auch noch bei bereits manifester Erkrankung zu einer Stabilisierung des Gesamtzustandes, in Einzelfunktionen vielleicht sogar zu dessen Verbesserung führen können. Dies ist mithilfe des SimA®-Programmes (Selbständig im Alter) nicht nur möglich, vielmehr in jeder Institution mit demenziellen Bewohnern dringend geboten. Die wichtigste Erkenntnis aus dem SimA®-Programm lautet, dass relevante Effekte nur dann zu erzielen sind, wenn geistige und körperliche Aktivierung gemeinsam erfolgen. Aus diesem Grunde setzt sich die vorliegende Reihe aus drei Bänden zusammen: „Kognitive Aktivierung mit SimA®-P", „Psychomotorische Aktivierung mit SimA®-P" und für Menschen mit bereits deutlich fortgeschrittener Demenz einem Band zur „Biographieorientierten Aktivierung mit SimA®-P".

Da es nie zu spät ist, die Reserven des Gehirns zu nutzen und damit im Sinne der Demenzprävention aktiv zu werden, können die einzelnen Übungen auch von interessierten Senioren und Seniorengruppen genutzt werden.

Der präventive Charakter des SimA®-Programms gilt als wissenschaftlich erwiesen und lautet zusammengefasst: „Wer körperlich und geistig rastet, der rostet."

Um die Anwendung der einzelnen Übungen zu erleichtern, liegt diesem Band eine CD mit Druckvorlagen für alle benötigten Arbeitsblätter bei.

Unser besonderer Dank gilt neben dem Verlag für die hervorragende Betreuung durch Frau Mag. Renate Eichhorn speziell Frau Dipl.-Psych. Monika Wachter, die alle drei Bände redaktionell mit großem Einsatz und Fachwissen überarbeitete. Dank gilt auch Frau Ria Ostermeyer für ihre engagierte Redaktionsassistenz. Ebenso bedanken wir uns bei Anita Gaffron, Susann Kasparek und Ursula Knöpfler, die wesentlich an der Gestaltung der Übungseinheiten beteiligt waren sowie bei allen, die darüber hinaus an der Entstehung dieser Bände mitgewirkt haben.

Nürnberg, im Herbst 2008

Univ.-Prof. Dr. Wolf D. Oswald   Dr. Andreas Ackermann

Inhaltsverzeichnis

Abkürzungsverzeichnis

A	Aufmerksamkeit
K	Konzentration
KZG	Kurzzeitgedächtnis
ÜLZG	Übergang in das Langzeitgedächtnis
LZG	Langzeitgedächtnis
SG	Sekundärgedächtnis
SD	Schlussfolgerndes Denken
AW	Akustische Wahrnehmung
GW	Gustatorische Wahrnehmung
OW	Olfaktorische Wahrnehmung
TW	Taktile Wahrnehmung
VW	Visuelle Wahrnehmung
KW	Körperwahrnehmung
SE	Soziales Erleben
EE	Emotionales Erleben

Fructus autem senectutis est, ut saepe dixi,

ante partorum bonorum memoria et copia.[1]

(Cicero, Cato maior de senectute)

Einführung

Der vorliegende Band wendet sich an betreuende Angehörige, Ergotherapeuten[2], Sozialarbeiter und Pädagogen, Psychogerontologen, Altenpflegekräfte und all diejenigen, die beruflich oder ehrenamtlich im Bereich der Altenhilfe tätig sind sowie an ältere Senioren, die ihren alterstypischen Problemen entgegenwirken wollen. Er stellt einen in der Praxis erprobten Leitfaden für die Durchführung einer Gedächtnisaktivierung bei Pflegeheimbewohnern mit schwerer demenzieller Erkrankung dar. Ziel ist es, verbliebene Gedächtnisinhalte zu aktivieren und somit deren weiteren Abbau entgegenzuwirken.

Bei dieser Bewohnerklientel sind kognitive Übungen, wie sie z.B. in der gleichen Reihe erschienenen „Kognitiven Aktivierung mit SimA®-P" enthalten sind, kontraindiziert. Aufgrund der bereits vorhandenen schweren kognitiven Einbußen ist ein Übungseffekt nicht mehr zu erwarten. Vielmehr muss hier zum Ziel gesetzt werden, die verbliebenen Wissensinhalte möglichst lange zu erhalten und so dem Verlust von Identität und Selbstwissen entgegenzuwirken. Dies geschieht sinnvollerweise mit persönlich bedeutsamen Wissens- und Erlebnisinhalten aus der Vergangenheit des Betroffenen.

Die Biographieorientierte Aktivierung setzt sich in spezifischen Themen mit dem Erfahrungshintergrund der Teilnehmer auseinander und versucht so, persönlich bedeutsame Themen aus der eigenen Vergangenheit aktiv zu halten oder wieder zu wecken.

Dieser Band ist Bestandteil einer kombinierten Gedächtnis- und Psychomotorikaktivierung mit dem Ziel des Erhalts und der Förderung von Selbständigkeit und Wohlbefinden bei Pflegeheimbewohnern. Für die „Psychomotorische Aktivierung mit SimA®-P" steht ein gesonderter Band zur Verfügung. Zielgruppe für dieses Programm sind Senioren, die in Einrichtungen der stationären Altenhilfe leben und fortgeschrittene funktionelle sowie kognitive Beeinträchtigungen aufweisen.

Der vorliegende Band enthält detaillierte und praxisnahe Ablaufpläne und Materialien speziell für die Gruppenarbeit mit Pflegeheimbewohnern.

---

[1] *Die Frucht des Alters aber ist, wie ich oft sagte, der Schatz der Erinnerung an das früher erworbene Gute (Cicero, Cato der Ältere über das Alter).*

[2] Zugunsten der besseren Lesbarkeit entschieden sich die Autoren, bei Begriffen wie „Teilnehmer", „Gruppenleiter" oder „Bewohner" die männliche Form zu verwenden; selbstverständlich sind dabei Menschen beiderlei Geschlechts gemeint.

Das SimA®-P-Programm wurde im Rahmen eines vom Bundesministerium für Gesundheit und Soziale Sicherung der Bundesrepublik Deutschland geförderten Forschungsprojektes „Rehabilitation im Altenpflegeheim" entwickelt und erprobt. Dabei wurde mit einer Gruppe von 294 Teilnehmern aus unterschiedlichen Pflegeheimen ein kombiniertes Interventions-Programm aus kognitiver und psychomotorischer Aktivierung durchgeführt und auf seine Wirksamkeit überprüft.

Wie bereits ausgeführt, ist das vorliegende Programm für Heimbewohner mit schweren kognitiven Beeinträchtigungen im Sinne einer fortgeschrittenen Demenz geeignet, für Heimbewohner mit leichten bis mittelschweren kognitiven Beeinträchtigungen wurde speziell der eher übungsorientierte Band „Kognitive Aktivierung mit SimA®-P" entwickelt. Auch der biographieorientierte Therapieansatz soll mit der „Psychomotorischen Aktivierung" kombiniert werden.

Alle drei Interventions-Bände sind im Springer-Verlag Wien erschienen.

Das kombinierte psychomotorische und biographieorientierte Therapiekonzept wurde im Rahmen einer 12-monatigen Interventionsstudie auf Durchführbarkeit und Wirkung überprüft. Dabei konnte durch Fremdbeobachtungen eine Stabilisierung, in Einzelfällen sogar eine Verbesserung der körperlichen und geistigen Befindlichkeit der stark dementen Teilnehmer festgestellt werden.

Darüberhinaus führte das Programm auch zu einer signifikanten Entlastung der Pflegekräfte aufgrund verbesserter Mitarbeit der Bewohner bei den Grundpflegetätigkeiten und damit zu mehr Arbeitszufriedenheit des Pflegepersonals.

Durchführung der Biographieorientierten Aktivierung

Der Übungsband umfasst 28 Stundeneinheiten mit einer durchschnittlichen Dauer von jeweils circa 30 Minuten. Die Gruppengröße sollte eine Teilnehmerzahl von acht Personen nicht überschreiten, wobei schwächere Gruppen mehr individuelle Betreuung benötigen und somit eher noch kleiner gehalten werden sollten.

Die Therapieeinheiten sind im Aufbau immer gleich strukturiert und enthalten gezielte Übungen für verschiedene Funktionsbereiche des Gehirns.

Die einzelnen Stundeneinheiten beinhalten jeweils

- eine Stundenübersicht mit Materialliste,
- Übungsanweisungen für den Gruppenleiter,
- Kopiervorlagen für die Gruppe.

Eine geringe Vorbereitungszeit und gute Durchführbarkeit der Übungsstunde soll dadurch gewährleistet werden.

Aufbau des Bandes

In **Teil 1** werden theoretische Grundlagen zum Gedächtnis im Alter sowie demenziellen Erkrankungen und deren Ausdrucksformen vermittelt.
Inhalte sind:
- Bedeutung und Ziele der biographieorientierten Aktivierung
- Demenzielle Symptomatik und Konsequenzen für den Erkrankten
- Theoretischer Aufbau der SimA®-P-Biographieorientierten Aktivierung
- Ergebnisse des Forschungsprojektes in Bezug auf das Aktivierungsprogramm

In **Teil 2** werden wichtige Informationen zu Aufbau und Ablauf der Einheiten dargestellt.
- Stundenleitfaden und Durchführungshinweise
- Wiederkehrende Basisinhalte
- Hinweise zu einzelnen Übungen
- Besonderheiten bei der Durchführung von Gruppenaktivitäten mit dementen Pflegeheimbewohnern

In **Teil 3** werden die einzelnen Einheiten mit Übersicht, Durchführungsleitfaden für den Gruppenleiter und Kopiervorlagen dargelegt. Die Therapieeinheiten sind jeweils nach Themen geordnet, wobei sich die letzten vier Einheiten auf die Jahreszeiten beziehen und beliebig in den Ablauf eingefügt werden können.

Regelhafter Ablauf der Therapieeinheiten

In der SimA®-Studie (Oswald et al. 2002) konnte die Überlegenheit einer Kombination von kognitiver **und** körperlicher Aktivierung im Vergleich zu Einzelmaßnahmen deutlich gezeigt werden. Auf der Basis dieser Erkenntnisse wurde das hier vorliegende Konzept für Bewohner von Einrichtungen der stationären Altenhilfe entwickelt.

Die Wirksamkeit der kognitiven bzw. biographieorientierten Aktivierung beruht im Wesentlichen auf der Kombination mit der psychomotorischen Aktivierung. Es wird davon ausgegangen, dass sich durch die Herz-Kreislauf-Stimulierung bei körperlicher Aktivität der Hirnstoffwechsel verbessert. Die darauf folgende kognitive Aktivierung regt Prozesse im Gehirn an, die wiederum von der verbesserten Stoffwechsellage profitieren können.

Es wird demnach durch die psychomotorische Aktivierung zunächst ein Angebot hergestellt, danach durch die kognitive Aktivierung die Nachfrage angeregt. Weder ein Angebot ohne Nachfrage noch eine erhöhte Nachfrage ohne ausreichendes Angebot können hier gewinnbringend sein.

Vor diesem Hintergrund beginnt jede Therapieeinheit mit einer etwa 20-30minütigen psychomotorischen Aktivierung, gefolgt von wiederum 20-30 Minuten kognitiver bzw. biographieorientierter Aktivierung. Zum Abschluss der Therapie wird jeweils eine kurze Entspannung durchgeführt, die beispielsweise eine Phantasiereise, eine Kurzgeschichte oder ein Gedicht sein kann.

Insgesamt dauert jede Therapieeinheit etwa 60 Minuten. Die einzelnen Stundenleitfäden sind so angelegt, dass der zeitliche Verlauf auch an die Leistungsfähigkeit der Teilnehmer angepasst werden kann. So finden sich zu jeder Einheit auch Alternativaufgaben, die entweder als Alternative zu bestimmten Übungen oder zusätzlich durchgeführt werden können.

I
Theoretische Grundlagen

1.1 Ziele der biographieorientierten Aktivierung

Demenzielle Erkrankungen führen aufgrund der zunehmenden Unfähigkeit des Betroffenen aktuelle, neue Informationen aufzunehmen und zu verarbeiten unter anderem dazu, dass der Bezug zur gegenwärtigen äußeren Realität aufgrund der Gedächtnis- und Orientierungsstörungen verloren geht. Zeitlich kürzer zurückliegende Gedächtnisinhalte und Ereignisse werden zusehends schlechter erinnert und können immer weniger in einen sinnvollen Zusammenhang gebracht und auf die eigene Person bezogen werden. Die im Langzeitgedächtnis gespeicherten Lebenserfahrungen und Gewohnheiten bleiben dagegen noch relativ lange erhalten (Schröder et al. 2004; Förstl und Wallesch 2005; Gutzmann und Zank 2005).

Da bei einer fortgeschrittenen Demenz keine Lerngewinne durch Training mehr zu erreichen sind (Baier und Romero 2001; Davis et al. 2001; McGilton et al. 2003; Gutzmann und Zank 2005), ist es sinnvoller, den erkrankten Menschen innerhalb seiner noch bestehenden Wissensinhalte und Fähigkeiten anzusprechen (Gutzmann und Zank 2005). Insbesondere Wissen und Erfahrungen, die in der Lebensgeschichte persönlich oder insgesamt in der jeweiligen Generation bedeutsam oder prägend gewesen sind, sind dabei besonders gut zu aktivieren. Dies betrifft etwa Themen wie Familie, Partnerschaft, Schule, Beruf oder Alltagsleben.

Vor diesem Hintergrund wurde mit der Biographieorientierten Aktivierung ein Interventionsansatz gewählt, in dem die Aktivierung mittels biographisch relevanter Erinnerungen, Kenntnisse und Fertigkeiten erfolgt und durch körperliche Aktivierung (psychomotorische Übungen) ergänzt wird.

Als theoretische Grundlage für die Entwicklung des Programms dienten Konzepte der Dementenbetreuung, die sich im Feld der nicht-medikamentösen Interventionsansätze durchgesetzt haben und die in unterschiedlicher Form auch eine kognitive Aktivierung durch die Beschäftigung mit biographischen Themen beinhalten.

Aus der Literatur geht hervor, dass sich eine multisensorische Aktivierung von Demenzpatienten im Pflegeheim als wirksam erweist (Heyn 2003). Durch ein Übungsprogramm mit der Anregung aller Sinne bei demenziell erkrankten Pflegeheimbewohnern konnte dort die psychische Befindlichkeit verbessert und die allgemeine Aktivität erhöht werden. Auch andere Autoren zitieren in einem Literaturreview eine Reihe von Studien, in denen positive Effekte (beispielsweise auf aggressives Verhalten, Unruhe) durch stimulierende und aktivierende Therapiemethoden erzielt werden konnten (vgl. Snowden et al. 2003). Im Folgenden soll auf einige dem Konzept zugrundeliegenden Therapieansätze eingegangen werden:

Bei der Erinnerungs- oder Reminiszenztherapie (Gräßel et al. 2002) wird durch Materialien wie Fotos, Musik, persönliche Gegenstände oder Geschichten die Erinnerung an Ereignisse im Leben des demenziell erkrankten Menschen aktiviert. Ziel ist die Stützung des Selbstwertgefühls, da Stärken betont werden und die Konfrontation mit Schwächen vermieden wird. Gleichzeitig soll eine Stabilisierung der Identität erreicht werden, indem durch die Beschäftigung mit individuell bedeutsamen Ereignissen und Erlebnissen aus der Vergangenheit des Menschen seine Einzigartigkeit hervorgehoben und gewürdigt wird.

Die Selbst-Erhaltungs-Therapie (SET, vgl. Romero und Wenz 2002) versucht noch stärker durch das systematische Üben von selbstbezogenem Wissen (z.B. durch die Einbeziehung von persönlich bedeutsamen Fotos, Gegenständen, Erinnerungen) die personale Identität des erkrankten Menschen möglichst lange zu erhalten. Dem demenzkranken Menschen wird in einer empathischen, validierenden Grundhaltung begegnet. Zusätzlich wird milieutherapeutisch seine Lebenswelt durch persönlich bedeutsame Gegenstände angereichert und der Alltag durch aktivierende und kunsttherapeutische Ansätze anregend gestaltet. Die SET findet in der Regel als Einzeltherapie statt.

Als therapeutischer Zugangsweg kann der personenzentrierte Ansatz nach Kitwood (2000) angesehen werden. Dieser auf einem humanistischen Menschenbild beruhende Umgang mit erkrankten Menschen fordert ebenfalls neben einer validierenden und annehmenden Grundhaltung die eingehende Beschäftigung mit der Biographie des Patienten.

Im Rahmen der Reminiszenztherapie wurde vereinzelt tendenzielle Verbesserung kognitiver Leistungen wie der Aufmerksamkeit und Wahrnehmung festgestellt. Zusätzlich erhöhten sich die sozialen Interaktionen der demenziell erkrankten Bewohner. Auch konnte eine Steigerung der allgemeinen Aktiviertheit, eine Reduzierung von aggressivem Verhalten und Unruhe sowie eine signifikante Verbesserung der emotionalen Befindlichkeit beobachtet werden (Tabourne 1995).

Spector und Kollegen (2000) kommen auf der Grundlage eines umfangreichen Literaturreviews zu dem Schluss, dass v.a. unspezifische Effekte der Gruppenaktivierung zum Tragen kommen. Für die Selbst-Erhaltungs-Therapie konnte gezeigt werden, dass im stationären Setting unter Einbeziehung der Angehörigen positive Wirkungen im Hinblick auf Depressivität und psychopathologische Symptome bei den Patienten sowie auf Depressivität und Erschöpfung bei den Angehörigen erzielt werden konnten (Romero und Wenz 2002).

Das hier vorliegende Programm wurde für die Gruppenarbeit mit demenziell erkrankten Pflegeheimbewohnern entwickelt und greift Themen auf, die für viele der derzeit in Einrichtungen der stationären Altenhilfe lebenden Menschen bedeutsam sind und somit eine hohe Identifikation ermöglichen.

Ziele der biographieorientierten Aktivierung sind:
- ohne Leistungsorientierung kognitive Grundfunktionen wie Wahrnehmung, Aufmerksamkeit und Konzentration sowie das Altgedächtnis zu aktivieren. Damit sollen noch vorhandene kognitive Ressourcen möglichst stabilisiert werden und einer „Reizverarmung" entgegengewirkt werden;
- das biographische, selbst-bezogene Wissen zu aktivieren; damit soll eine Stabilisierung des Selbstwertgefühls und der Identität erreicht werden.

Eine demenzielle Erkrankung führt zu einer Bedrohung des Selbstwertgefühls des betroffenen Menschen, da er zunehmend zentrale Kompetenzen verliert (Clare 2002a). Diese wurden (bisher) als selbstverständlich erlebt (z.B. sich erinnern, selbständig handeln, sich mit anderen Menschen sinnvoll verständigen) und sind für die Selbständigkeit und eine selbstbestimmte Lebensführung von höchster Bedeutung.

Zum besseren Verständnis für die Situation eines demenzkranken Menschen werden im Folgenden zunächst die wesentlichen Symptome einer Demenz aufgeführt. Im Anschluss daran werden psychologische Aspekte des Selbsterlebens demenzkranker Menschen vor dem Hintergrund der Krankheitssymptomatik dargestellt.

1.2 Symptome einer Demenz

Demenzielle Syndrome können Ursache unterschiedlicher Erkrankungen sein. Am häufigsten ist die Alzheimer Krankheit (AD) als degenerative Form einer Demenz. Hier kommt es zu einem Verlust von Nervenzellen und -verbindungen im Gehirn. Die zweithäufigste Form stellen vaskuläre Formen einer Demenz dar, bei denen die Symptomatik als Folge von Erkrankungen der Hirngefäße und von Durchblutungsstörungen des Gehirns entsteht (auch Multi-Infarkt-Demenz). Letztere treten zumeist als Mischformen aus AD und vaskulärer Demenz auf. Darüber hinaus gibt es eine Vielzahl weiterer Erkrankungen und körperlicher Funktionsstörungen, die zu einem demenziellen Syndrom führen können (vgl. Zaudig und Möller 2005; Gutzmann und Zank 2005).

Im Vordergrund einer demenziellen Erkrankung steht der Verlust der kognitiven Fähigkeiten. Diese sind als erste Symptome erkennbar. Auch die so genannten exekutiven Fähigkeiten, d.h. diejenigen Funktionen, die für die Handlungsplanung, Problemlösung und Zielverfolgung notwendig sind, sind früh gestört. Hierdurch wird die selbständige Erfüllung von Alltagsaktivitäten zunehmend beeinträchtigt. Der zunehmende Kontrollverlust und das Bewusstwerden der eigenen Leistungseinbußen lösen in vielen Fällen Gefühle der Angst aus (vgl. Trilling et al. 2001). Gleichzeitig kommt es zu Versuchen die Defizite abzutun, zu verleugnen oder andere für Fehler verantwortlich zu machen. Erinnerungslücken werden versucht, durch Floskeln oder allgemein gültige Aussagen zu verschleiern. Man spricht hier auch von „Fassadenbildung".

Ein weiteres, meist sehr frühes Symptom sind Sprachstörungen, was zu Schwierigkeiten der verbalen Kommunikation führt. Das verbale Ausdrucksvermögen sowie das Sprachverständnis des Erkrankten nehmen stetig ab. So hat die demente Person einerseits Probleme ihre Bedürfnisse zu artikulieren, zum anderen können sprachliche Informationen nicht mehr korrekt interpretiert und nachvollzogen werden (Gunzelmann und Schuhmacher 1997). Sprachliche Kommunikation, als wichtigstes Mittel des zwischenmenschlichen Austausches, wird für den Betroffenen immer schwieriger und führt letztlich zu sozialem Rückzug sowohl des Erkrankten als auch der Angehörigen und Bekannten (vgl. Buijssen 2008; Engel 2006).

Die Betroffenen sind häufig emotional labil und häufigen Stimmungsschwankungen unterworfen. Depression, Reizbarkeit oder Angst treten meist bereits früh im Krankheitsverlauf auf und können teilweise auch als Reaktion auf das Erleben des oben genannten demenziell bedingten Abbaus verstanden werden (Gutzmann und Zank 2005; Förstl und Wallesch 2005).

Für die Arbeit mit demenziell erkrankten Menschen ist es deshalb nicht nur wichtig, die wesentlichen Symptome einer Demenz zu kennen. Darüber hinaus geht es darum, die Symptomatik im Zusammenhang mit dem subjektiven Erleben des betroffenen Menschen zu verstehen (Bundesministerium für Familie, Senioren, Frauen und Jugend 2002; Gutzmann und Zank, 2005).

1.3 Psychosoziale Aspekte der Demenz

Der Umgang mit Menschen mit einer Demenz lehrt immer wieder, dass in vergleichbaren Krankheitsstadien die Variabilität in der Symptomatik zwischen erkrankten Menschen sehr groß ist. So gibt es passiv zurückgezogene Patienten ebenso wie freundlich zugewandte, mild euphorisch gestimmte und sehr kommunikative. Gleichzeitig können motorische Unruhe und Aggressionen auftreten. Die Symptomatik kann zu verschiedenen Zeitpunkten unterschiedlich stark ausgeprägt sein (Kitwood 2000; Gutzmann und Zank 2005).

Auf die Art der Symptomatik nehmen sowohl äußere wie auch innere, den Erkrankten betreffende Faktoren Einfluss. Äußere Faktoren können nach Lawton und Kollegen (1997) z.B. sein:
- Anforderungen, denen sich ein erkrankter Mensch gegenübersieht,
- Unterstützung, die er erhält,
- die Art und Weise, ob und in welchem Ausmaß dem erkrankten Menschen verständnisvoll und geduldig begegnet wird,
- Aspekte der räumlichen Umwelt, wie z.B. das Vorhandensein oder Fehlen orientierender Hilfen,
- der Anregungsgehalt des Lebensumfeldes etc..

Innere Faktoren setzen sich aus personenspezifischen Faktoren zusammen, wobei im Rahmen des Krankheitsgeschehens davon ausgegangen werden muss, dass erkrankte Menschen für lange Zeit den Verlust ihrer früheren Fähigkeiten bewusst erleben und entsprechend darauf reagieren (BMFSFJ 2002; Gutzmann und Zank 2005). Dabei sind große Unterschiede in der individuellen psychischen Reaktion betroffener Erkrankter anzunehmen.

Hierauf haben Bedingungen Einfluss wie beispielsweise
- die persönliche Entwicklungsgeschichte des betroffenen Menschen,
- die Fähigkeiten und Strategien, die er im Laufe des Lebens für die Bewältigung schwieriger Lebensereignisse erlernt hat, oder
- die Denk- und Einstellungsmuster, die zu einer individuellen Bewertung der erlebten Veränderungen führen (vgl. Buijssen 2008).

Es ist aber anzunehmen, dass trotz der individuellen Unterschiede im Erleben einer Demenz (Kitwood 2000) die drei folgenden psychologischen Aspekte generell von Bedeutung sind.

Bedrohung der Identität
Ein gesunder Mensch besitzt ein bestimmtes Bild von sich selbst (Clare 2002a). Dieses Selbst das sich vor allem aus den Erfahrungen speist, die er im Laufe seines Lebens mit sich und im Kontakt mit anderen Menschen gemacht hat, aus dem Wissen um persönliche Stärken und Schwächen, Vorlieben und Abneigungen, aus dem Bewusstsein für die eigene Herkunft, Lebensgeschichte und Entwicklungen, aus dem Wissen, welche Leistungen er bereits erbracht hat, in welchen Beziehungen zu anderen Menschen er steht, wo er „verwurzelt" ist (z.B. Familie und Partnerbeziehung, Herkunftsort), welche Rollen er in seinem Leben einnimmt (z.B. in Beruf, Familie oder Freundschaften) oder welche Wünsche, Hoffnungen und Zukunftspläne er hat oder hatte. Dieses Wissen geht im Verlauf einer Demenz zunehmend verloren (Romero und Eder 1992).

Bedrohung seines Selbstwertgefühls
Der Demenzerkrankte verliert zunehmend zentrale Kompetenzen, die in unserem sozialen und kulturellen Lebensraum für ein selbständiges und selbstbestimmtes Leben von grundlegender Bedeutung sind. Daraus können Reaktionen wie Angst oder Depressivität entstehen, die wiederum die kognitive Leistungsfähigkeit weiter beeinträchtigen (Clare 2002b). So wird ein „Teufelskreis" in Gang gesetzt, der eben wegen der Erkrankung vom erkrankten Menschen verstandesmäßig und emotional nicht mehr kontrolliert werden kann.

Verlust von Beschäftigung
Der Alltag in einem Pflegeheim ist für den kognitiv beeinträchtigten Bewohner meist eintönig. Lediglich Mahlzeiten, Gottesdienst und Angehörigen- oder Arztbesuche reißen den Bewohner aus seinem immergleichen Alltag heraus. Werden Menschen jedoch aller Beschäftigungen beraubt, so schwinden sowohl Fähigkei-

ten, als auch das Selbstwertgefühl dahin. Die Folge sind Apathie und Depression (Seligman 1975).

Demenziell erkrankte Menschen nehmen die genannten Einbußen bis in fortgeschrittene Krankheitsstadien hinein wahr – auch wenn diese von ihnen nicht mehr rational begriffen und reflektiert werden können –, machen aber die Erfahrung, dass sie die Einbußen durch keine noch so große Anstrengung auf Dauer aufhalten können (Gutzmann und Zank 2005; Schröder et al. 2004). In psychologischer Hinsicht bedeutet eine Demenz also die ständige Konfrontation mit Verlusten, die in zentrale Bereiche des eigenen Lebens und der eigenen Persönlichkeit hineinwirken.

Es ist deshalb wichtig, die psychischen Auswirkungen zu kennen, die eine Demenz für den Betroffenen nach sich ziehen kann. Im Mittelpunkt steht das Erleben von Verlusten, die Haupt (1993) folgendermaßen zusammenfasst:
- Verlust an **Kompetenz** (z.B. in Alltagsaktivitäten),
- Verlust an **Kontinuität** des zeitlichen Erlebens (Zeit wird nicht mehr als sinnvolle Abfolge von Ereignissen erlebt, die in der Vergangenheit, Gegenwart und Zukunft aufeinander bezogen sind),
- Verlust an **Kongruenz** (das eigene Erleben steht häufig im Widerspruch zum Erleben von gesunden Menschen; die Wirklichkeit wird anders verstanden als von Gesunden),
- Verlust an **Kommunikation** (aufgrund der Sprachstörungen treten Probleme auf, sich sprachlich zu verständigen oder Sprache zu verstehen).

Verlust an Kompetenz
Die Fähigkeit, Alltagsanforderungen selbständig bewältigen zu können, bildet einen zentralen und als selbstverständlich erlebten Bestandteil des Selbstwerts des Individuums und des Bildes, das es selbst und andere Menschen von ihm haben (Lawton 1999).

Demenziell erkrankte Menschen nehmen den schleichenden Verlust dieser Fähigkeit deshalb anfangs irritiert und verständnislos, zunehmend aber mit hoher Angst wahr, da sie trotz Anstrengung die gewohnten Leistungen nicht mehr erbringen können (Snyder et al. 1995; Clare et al. 2004). Angehörige und die Menschen ihrer Umgebung reagieren hierbei oftmals ebenfalls mit Unverständnis oder Rückzug, weil der Hintergrund der Erkrankung nicht bekannt ist.

Darüber hinaus kann der Verlust von Fähigkeiten auch zu depressiven Reaktionen führen: Weil Selbständigkeit im Alltag selbstverständlich erscheint, ist es für den Betroffenen umso beschämender, hier zunehmend mit eigenen Fehlleistungen konfrontiert zu werden (Six 1990). Um sich vor diesem Gefühl der Beschämung zu schützen, machen die Betroffenen häufig äußere Ursachen oder auch andere Personen für Fehler verantwortlich und verhalten sich passiver, um Versagen zu vermeiden.

Werden erkrankte Menschen auf ihre Fehlleistungen angesprochen, darin korrigiert oder wird ihnen Hilfe angeboten, so reagieren sie aus dem gleichen Grund häufig ablehnend und aggressiv abweisend (Haupt 1999; Kämmer 2002). Solche aus dem Selbsterleben eines demenziell erkrankten Menschen heraus nachvollziehbaren Reaktionen werden von anderen Menschen häufig, wiederum aus mangelnder Berücksichtigung der psychologischen Momente einer Demenz, falsch als „böswilliges" Verhalten interpretiert.

Verlust an Kontinuität des zeitlichen Erlebens

Zeit wird nicht mehr als kontinuierliche Abfolge von Ereignissen erlebt, in der Vergangenheit, Gegenwart und Zukunft sinnvoll aufeinander bezogen sind. Wenn die Merkfähigkeit für zurückliegende Situationen verloren geht, erscheint auch jeder aktuelle Moment losgelöst von einem größeren Sinnzusammenhang und wird dadurch unverständlich (Haupt 1993).

Damit kann auch keine vorausschauende Perspektive mehr entwickelt werden. Situationen und das Verhalten der anderen Menschen können nicht mehr verstanden werden und werden unkontrollierbar. Daraus entsteht verstärkte Unsicherheit und Angst. Eine mögliche Reaktion hierauf kann sein, sich der „äußeren Welt" zu verweigern. Darüber hinaus kann das eigene Verhalten nicht mehr den äußeren Umständen angepasst werden, der Betroffene erscheint „verwirrt".

Verlust an Kongruenz

Die Vergangenheit ist bei demenziell erkrankten Menschen präsenter als die Gegenwart oder erst kurz zurückliegende Ereignisse. Die Gedächtnisstörungen beziehen sich zunächst auf kürzer zurückliegende Ereignisse und weiten sich erst im weiteren Verlauf zunehmend auch auf zeitlich weiter zurückliegende Gedächtnisinhalte aus. Die Realität wird deshalb stärker vor dem Hintergrund der früher gegenwärtigen Lebenssituation verstanden und wahrgenommen (vgl. Feil 2005).

Der demenziell erkrankte Mensch lebt sozusagen mehr in der Vergangenheit als in der Gegenwart. Somit können gegenwärtige Situationen, das Verhalten anderer Menschen oder andere Impulse beim erkrankten Menschen ein Verhalten auslösen, das seinen früheren Gewohnheiten und Routinen entspricht und das in der Vergangenheit auch sinnvoll und angemessen war (Gunzelmann und Schumacher 1997). So kann es vorkommen, dass ein demenziell erkrankter Mensch, der in der Nacht aufwacht und aufsteht, zur Arbeit gehen möchte, wie er es auch früher nach dem Aufstehen getan hat. Eine demenziell erkrankte Frau verlässt das Pflegeheim, weil sie früher um diese Zeit immer ihre Kinder vom Kindergarten abgeholt hat.

Das eigene Erleben steht somit immer häufiger im Widerspruch zum Erleben von gesunden Menschen. Der erkrankte Mensch fällt dadurch immer häufiger aus den gemeinsamen sozialen und kulturellen Sinnzusammenhängen und Deutungsmustern heraus, die über das individuelle Erleben hinausgehend eine weitgehende gegenseitige Verständigung ermöglichen (vgl. Engel 2006). Da der Erkrankte die Realität anders erlebt und deutet, verhält er sich entsprechend abweichend zu den gesunden Menschen. Damit drohen Konflikte und der erkrankte Mensch gerät in eine zunehmende Isolation.

Der erkrankte Mensch weist die Interpretationen der Realität der anderen Personen („Sie leben doch jetzt im Heim; sie müssen doch nicht mehr zur Arbeit gehen; Ihre Kinder sind doch erwachsen") vor dem Hintergrund seiner für ihn realen Wahrnehmungen zurück. Korrekturversuche dieser Wahrnehmungen von außen durch Angehörige oder Pflegekräfte bedrohen das „Weltbild" des Betroffenen und können somit Angst und Verwirrtheit verstärken oder zu aggressiver Abwehr führen.

Verlust an Kommunikation

Sprache ist, wie bereits beschrieben, das wichtigste Mittel des sozialen Miteinanders von Menschen und Medium der sozialen Integration. Auch für die Vermittlung eigener Wünsche und Bedürfnisse an andere Menschen ist Sprache, ob schriftlich oder gesprochen, nahezu unabdingbar. Kann sich ein Mensch anderen nicht mehr sprachlich verständlich machen und versteht umgekehrt auch nicht mehr ausreichend, was andere Menschen ihm vermitteln wollen, ist zunehmende Isolation die Folge (Ekman et al. 1991; Buller und Ptok 2005). Die soziale Teilhabe ist erschwert und wird mit fortschreitender Erkrankung schließlich unmöglich. Darüber hinaus droht die Gefahr, dass die Bedürfnisse des Erkrankten nicht richtig erkannt werden (Bär et al. 2003; Engel 2006).

Störungen des Sprachverständnisses können zu Missverständnissen und zu Konflikten zwischen dem Erkrankten und gesunden Menschen führen, wenn beispielsweise der erkrankte Mensch an ihn gerichtete Fragen oder Aufforderungen nicht versteht (Savundranayagam et al. 2005). Angst, Depression, Unruhe, Aggressivität und weitere, für die eigene Person und andere Menschen als belastend erlebte emotionale Reaktionen können somit als nachvollziehbare psychologische Reaktionen verstanden werden.

Vor diesem Hintergrund erhalten die biographisch-orientierte Aktivierung im Sinne einer konkreten Ansprache des demenziell Erkrankten und der verstehende und validierende Umgang mit dem Gesagten eine wichtige Bedeutung für das Empfinden von Selbstbewusstsein und Selbstwirksamkeit.

1.4 Konsequenzen für die Biographieorientierte Aktivierung

Die Aktivierung von Inhalten, die im Langzeitgedächtnis gespeichert sind, soll vor diesem psychologischen Hintergrund einer Demenz sowohl auf der kognitiven wie auf der psychisch-emotionalen Ebene stabilisierende und fördernde Effekte bewirken.

Kognitive Ebene

Da alte, „überlernte" Inhalte (Gunzelmann und Schumacher 1997; Haupt 2005) im Langzeitgedächtnis (die also in der Lebensgeschichte häufig erinnert oder erzählt wurden) leichter zugänglich sind als näher zurückliegende Ereignisse (insbesondere dann, wenn sie persönlich bedeutsam waren), besteht hier ein positiver, aber nicht leistungsbezogener Zugang zur kognitiven Aktivierung. Indem Themen angesprochen werden, die auch das eigene Leben betroffen haben, können alte Erinnerungen wieder wachgerufen werden, die im Langzeitgedächtnis noch gespeichert sind (Romero und Eder 1992).

Durch die Anregung aller Sinne in der biographisch orientierten Aktivierung soll außerdem einer „Reizverarmung" entgegengewirkt werden, die den kognitiven Abbau verstärken würde. Gerade da demenziell erkrankte Menschen aufgrund ihrer kognitiven und verhaltensbezogenen Einschränkungen oft nur noch eine geringe Teilhabe am aktuellen Geschehen um sich zeigen (was im Umfeld eines Pflegeheimes häufig noch besonders deutlich wird), ist es umso wichtiger, ihnen neue Aktivitätsangebote zu machen. Die Beschäftigung mit Inhalten, die in der eigenen Lebensgeschichte bedeutsam waren, stellt hierbei eine „Brücke" zum persönlichen Erleben der erkrankten Menschen dar.

Emotionale Ebene

Darüber hinaus ist anzunehmen, dass viele der in den Therapieband aufgenommenen Themen auch in hohem Maße emotional bedeutsame Lebensthemen berühren (z.B. Kinder, Arbeit, Familie). Positive Seiten der eigenen Person und des eigenen Lebens (z.B. frühere Stärken, als angenehm erinnerte Erlebnisse und Lebensphasen) werden verstärkt angesprochen. Dies kann gegenüber dem Erleben von aktuellen Verlusten als kompensierend erfahren werden.

Die Beschäftigung mit gut erinnerbaren Erfahrungen oder Kenntnissen aus der eigenen Lebensgeschichte kann das Erleben von Kompetenz hervorrufen und somit selbstwert-stützend sein, während in der gegenwärtigen Lebenssituation Kompetenzerfahrungen, insbesondere in der traditionellen Pflegeheimversorgung, häufig nicht mehr möglich sind.

Der Selbstwert der Person soll auch dadurch gestützt werden, dass die eigenen Kenntnisse und biographischen Erfahrungen durch diese Form der Aktivierung als bedeutsam gewürdigt werden. Die erkrankte Person wird mit ihren Ressourcen gesehen, nicht mit ihren Defiziten. Damit wird neben der geistigen Aktivierung eine Förderung des psychischen Wohlbefindens der Bewohner angestrebt. Auch auf diesem Wege soll die demenzielle Symptomatik positiv, auch im Sinne einer Reduzierung von Verhaltensauffälligkeiten, beeinflusst werden (Haupt 1999; Woods 2002).

Erleben von Identität

Durch das Programm soll der Bezug des erkrankten Menschen zum eigenen Selbst unterstützt werden. Demenziell erkrankte Menschen erleben, dass sie zunehmend das Wissen über sich selbst und damit auch den „inneren Halt" verlieren und in ihrer Identität bedroht sind. Dies löst Angst und Unsicherheit aus (Pearce et al. 2002).

Die biographisch orientierte Aktivierung versucht hier, durch die Wahl lebensgeschichtlich bedeutsamer Themen das Selbsterleben („Wer bin ich, woher komme ich, was macht mich als Person aus, welche Erfahrungen habe ich?" usw.) zu stärken.

Beschäftigung

Auch Menschen mit Demenz brauchen Beschäftigung. Nicht immer ist es einfach, die richtige Beschäftigung zu finden. Hier helfen Informationen über die Vergangenheit des Individuums, der Biographie. Im Rahmen der Biographieorientierten Aktivierung kann sich der Teilnehmer in spielerischer Form und in Gesellschaft mit anderen austauschen, nachdenken und durch seine Äußerungen in sein Umfeld, die Gruppe einwirken.

Beschäftigung zu haben, bedeutet wichtig zu sein, eine „Rolle" zu spielen. Regelmäßige „Termine", wie sie die Gruppenaktivierung mit sich bringt, helfen zusätzlich dabei, eine Tagesstrukturierung und ein Zeitempfinden zu erreichen.

Soziale Ebene

Demenzpatienten haben in der Regel aufgrund ihrer Einschränkungen weniger Möglichkeiten zum sozialen Austausch. Die Fähigkeiten der Gesprächsführung sind im Verlauf der Erkrankung zu einem Großteil verloren gegangen (Bär et al. 2003). Betroffene leben häufig in sich zurückgekehrt oder werden von anderen Menschen in ihren Versuchen, Kontakt aufzunehmen, nicht verstanden.

Im Rahmen einer Studie wurde beobachtet, dass sich Demenzkranke mit großer Freude unterhalten, ohne sich dabei unbedingt auf der Inhaltsebene sondern vielmehr auf der Gefühlsebene zu verstehen (Kelley 1997). In der Gruppe können Sie ohne Zwang zuhören und selbst aktiv werden. Sie erfahren von Ihrer Vergangenheit und spüren die Gegenwart anderer mit gleichen oder ähnlichen Erlebnissen. Durch die Form der Gruppenarbeit wird die soziale Integration, das Gefühl der Zugehörigkeit zu Menschen mit gleichem oder ähnlichem Erfahrungshintergrund unterstützt und Kommunikation gefördert.

1.5 Zusammenfassung

Angst, Depression, Passivität, Unruhe, Abwehr von Hilfe und korrigierenden Erklärungen, Aggressivität und weitere, für die eigene Person und andere Menschen als belastend erlebte Reaktionen sind also nachvollziehbar, wenn man sich das Selbsterleben und die psychologische Situation eines demenzkranken Menschen vergegenwärtigt. Ein „verstehender Zugang" zum demenziell erkrankten Menschen, indem solche psychologischen Momente berücksichtigt werden und der Umgang mit dem erkrankten Menschen an seinem Selbsterleben orientiert ist, muss generell die zentrale Grundlage für die Arbeit mit dementen Menschen bilden. In Ansätzen wie etwa der Validations-Therapie oder dem personenzentrierten Ansatz im Umgang mit Dementen wird dies weiter differenziert und systematisiert.

Die biographieorientierte Aktivierung soll vor diesem psychologischen Hintergrund dazu beitragen, sowohl auf der kognitiven wie auf der psychisch-emotionalen Ebene stabilisierende und fördernde Effekte zu bewirken. Das Programm ist allerdings als Aktivierungsprogramm zu verstehen. Es lehnt sich zwar an das Konzept der Selbst-Erhaltungs-Therapie nach Romero (1997) an – im Unterschied dazu hat es allerdings keinen gezielt psychotherapeutischen Charakter und bezieht sich nicht gezielt auf individuelle biographische Inhalte. Vielmehr arbeitet die Biographieorientierte Aktivierung mit Inhalten, die insgesamt in der Generation der Gruppenteilnehmer bedeutsam gewesen sind. Individuelle Erfahrungen und Erinnerungen werden aber wertschätzend einbezogen, wenn sie assoziativ bei den Teilnehmern aufkommen und in das Gruppengespräch eingebracht oder bei behutsamen, nicht fordernden Nachfragen aktiviert werden können.

Das kombinierte Aktivierungsprogramm dient der Ergänzung einer ganzheitlich aktivierenden und normalisierenden Milieugestaltung mit dem Ziel, Identität, Selbstwert und Selbständigkeit zu erhalten und zu fördern und somit zur Verbesserung der Lebensqualität und Zufriedenheit demenziell erkrankter Bewohner in Pflegeheimen beizutragen.

Das Therapiekonzept wurde so gestaltet, dass es auch von Personen ohne spezifisch therapeutische Ausbildung verwirklicht werden kann.

1.6 Ergebnisse der SimA®-P-Studie

Der vorliegende Übungsband „Biographieorientierte Aktivierung mit SimA®-P" wurde in Kombination mit dem ebenfalls in dieser Reihe erschienenen Übungsband „Psychomotorische Aktivierung mit SimA®-P" zwölf Monate lang mit freiwillig teilnehmenden Pflegeheimbewohnern im Alter von 70-99 Jahren (im Durchschnitt 83 Jahre) im Rahmen des Forschungsprojektes „Rehabilitation im Altenpflegeheim" (Oswald et al. 2006) durchgeführt.

Dabei wurden insgesamt 294 Personen einer umfassenden funktionellen und psychodiagnostischen Untersuchung unterzogen und anschließend nach statistischen Kriterien einer Übungsgruppe (Treatmentgruppe) bzw. einer Kontrollgruppe, die keine weitere Therapie erhielt, zugeteilt.

73 Bewohner wurden aufgrund der Schwere der demenziellen Erkankung in die Gruppe der Biographieorientierten Aktivierung eingeteilt (vgl. Oswald et al. 2006).

Die wichtigsten Ergebnisse dieser Untersuchungen sollen im Folgenden kurz skizziert werden:

Da die Teilnehmer der Biographieorientierten Aktivierung sowie die entsprechende Kontrollgruppe bereits zu Beginn der Intervention kognitiv stark eingeschränkt waren (MMST von 10 und weniger), konnte diese Gruppe mit gängigen psychometrischen Testverfahren nicht mehr getestet werden. Die zum Teil komplexen Aufgabenstellungen wurden von den Teilnehmern nicht mehr verstanden wodurch die Testausführung stark beeinträchtigt oder unmöglich wurde.

Aus diesem Grund musste hier vorwiegend auf Fremdbeurteilungen des Pflegepersonals zurückgegriffen werden. Veränderungen in dieser Klientel lassen sich daher nur schwer objektiv beschreiben. Vor diesem Hintergrund und der geringen Fallzahlen können die Ausführungen der Ergebnisse nur einen beschreibenden Charakter haben.

Das Personal wurde im Rahmen der Abschlussuntersuchung über Veränderungen der Studienteilnehmer im Verlauf der Intervention befragt. Da es sich bei Demenzen in der Regel um fortschreitende, nicht heilbare Erkrankungen handelt, ist das Ziel der Biographieorientierten Aktivierung vor allem der Erhalt der verbliebenen Fähigkeiten. Nicht zuletzt können jedoch auch lange nicht mehr genutzte Bereiche wieder aufleben und durchaus eine Verbesserung erfahren.

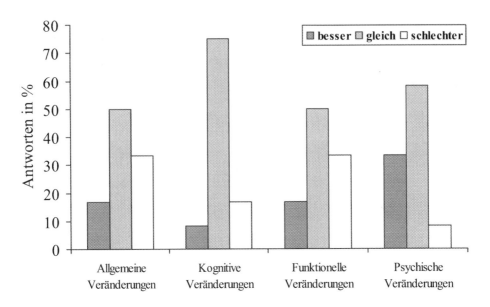

Abbildung 1: Veränderungen in der Treatmentgruppe Biographieorientierte Aktivierung nach 12 Monaten

Wie die Abbildung zeigt, konnten im Rahmen der Fremdbeurteilung durch das Pflegepersonal Therapieeffekte im Sinne eines Erhaltes der Leistungsfähigkeit in den dargestellten Bereichen gefunden werden. Dies weist auf den therapeutischen Nutzen des Konzeptes und den Transfer der Therapieeffekte auf den Alltag der Bewohner hin.

Es darf nicht erwartet werden, dass Aktivierungsprogramme dieser Art bei einer Klientel mit bereits bestehenden starken kognitiven Defiziten objektiv messbare oder gar im Alltag merkliche Verbesserungen der kognitiven Leistungen erbringen können. Studienberichte über deutliche Leistungsverbesserungen in dieser Gruppe gehen in der Regel auf Untersuchungen mit zu kurzer Interventionsdauer zurück (Haupt 2004).

Die weitreichende Aufrechterhaltung des Status Quo über einen Zeitraum von zwölf Monaten bei Personen mit einer progredient fortschreitenden Erkrankung darf deshalb hier nicht unterschätzt werden: Dieser lange Interventionszeitraum mit schwer beeinträchtigten Pflegeheimbewohnern ist in der deutschen Forschungsliteratur bisher einmalig. Die „kleinen" aber für den Betroffenen und dessen Umfeld merklichen und bemerkenswerten Erfolge zeigen die Sinnhaftigkeit der Biographieorientierten Aktivierung.

Die Stärke der Biographieorientierten Aktivierung liegt eindeutig in der nachhaltigen Verbesserung des Wohlbefindens des Kranken, der Stabilisierung seines Affekts und Antriebs trotz fortschreitender Krankheit sowie in der damit verbundenen stetigen Motivierung der Bezugspersonen zur Weiterführung der Pflege und in deren psychischer und physischer Entlastung im Pflegeprozess (vgl. auch Haupt 2004).

Die kognitiven und funktionellen Verbesserungen in der Gesamtgruppe (vgl. Band „Psychomotorische Aktivierung") führten in diesem Zusammenhang zu signifikanten Entlastungen der Pflegekräfte aufgrund verbesserter Mitarbeit bei den Grundpflegetätigkeiten und zu Verbesserungen in der Arbeitszufriedenheit der Mitarbeiter.

II
Hinweise zur Durchführung

2.1 Allgemeine Erklärungen zum Aufbau

Der vorliegende Band umfasst 28 Therapieeinheiten die sich thematisch an verschiedenen für diese Altersgruppe biographisch relevanten Themen orientierten. Der Schwerpunkt der Einheiten liegt in der aktiven Bearbeitung des Stundenthemas in Form von Gesprächen und Übungen zur Aktivierung von Langzeitgedächtnisinhalten. Grundsätzlich sind alle Einheiten des Bandes gleichermaßen in drei Abschnitte gegliedert:

1. Übersicht über Ablauf und Inhalte der Therapieeinheit
2. Übungsbeschreibungen und Durchführungshinweise für den Gruppenleiter
3. Arbeitsmaterialen (Kopiervorlagen) für die Teilnehmer

Übersicht über Ablauf und Inhalte der Therapieeinheit
Am Anfang einer jeden Therapieeinheit werden die jeweils folgenden Übungen genannt, so dass sich der Gruppenleiter schnell einen Überblick über die benötigten und vorzubereitenden Übungsmaterialien und Kopien verschaffen kann. In der Übersicht sind weiterhin Übungsalternativen aufgezeigt, die in bestimmten Umständen zusätzlich zu oder anstatt einer der vorgegebenen Übungen durchgeführt werden können.

Weiterhin wird für jede Übung die entsprechende Zielsetzung bzw. die beübte Gedächtnisfunktion aufgeführt (s. u. „Absicht"), so dass Alternativen oder Änderungen durch den Gruppenleiter mit gleichen Übungen ersetzt werden können. Auch wurden grobe Zeitangaben für die einzelnen Übungen gemacht, die jedoch immer nur ein Anhaltspunkt sein können, da die Heterogenität der einzelnen Gruppen eine individuelle Zeitplanung erforderlich macht.

Gerade bei der Durchführung der Biographiearbeit können bei aktiver Mitarbeit der Teilnehmer Verschiebungen der eingeplanten Zeit entstehen. Diese sollte jedoch zugunsten der besseren Bearbeitung des Stundenthemas in Kauf genommen werden. Im Zweifelsfall können darauf folgende Übungen vernachlässigt werden. Bereits hier wird der Schwerpunkt der Biographiearbeit deutlich.
Sollte sich in einer Gruppe die Biographiearbeit hingegen aufgrund der Passivität der Teilnehmer schwierig gestalten, so ist es umgekehrt möglich, zur Auflockerung die einzelnen Übungsaufgaben zwischen die Biographiefragen einzustreuen.

Übungsbeschreibung und Durchführungshinweise für den Gruppenleiter
Jede Übung ist in ihrem Ablauf genau beschrieben. Weiterhin sind Vorschläge für die sprachlichen Anweisungen des Gruppenleiters angegeben; diese können in der bestehenden Form den Teilnehmern vorgetragen werden. Sie sind so konzipiert, dass ein zweideutiges oder missverständliches Auffassen der Übungsanweisungen vermieden wird. Da es sich nur um Hilfen handelt, muss der genaue Wortlaut selbstverständlich nicht eingehalten werden. Die Anweisungen, die vorgelesen werden können, sind zur besseren Kennzeichnung jeweils umrandet.

Nach den Beschreibungen folgen die Übungen sowie dazugehörige Lösungsvorschläge. Auch hier können eigene Ideen und auch Vorschläge der Teilnehmer einfließen. Durch die verschiedenen Wissens- und Erfahrungshintergründe der Teilnehmer verändern sich Antworten und Schwerpunkte; dies ist bei der Durchführung jeweils zu berücksichtigen.

Arbeitsmaterialien für die Teilnehmer
Für Übungen, bei denen Vorlagen oder Übungsblätter benötigt werden, sind in diesem Abschnitt die Kopiervorlagen angeordnet. Es ist individuell vom Gruppenleiter abzuwägen, ob Kopien ausgehändigt werden, oder, je nach Anspruch, die Übungen an eine Flipchart oder Tafel geschrieben und gemeinsam gelöst werden. Die Kopiervorlagen befinden sich für den Ausdruck am PC zusätzlich auf der beiliegenden CD-ROM. Auch für die Entspannungsübungen wurde jeweils der Text als Kopiervorlage vorbereitet.

2.2 Aufbau und Ablauf der Therapieeinheiten

Die Biographieorientierte Aktivierung schließt an die Psychomotorische Aktivierung an. Die Therapieeinheiten sind vom Ablauf her wiederum zwei geteilt:

Der **Aktivierungsteil** enthält maximal zwei schriftliche Übungen zur Konzentration und Aufmerksamkeit in leichter Form sowie Übungen zu Langzeitgedächtnisleistungen. Weiterhin wurde mit wechselnden Inhalten ein Einbezug der sensorischen Systeme (visuell, akustisch, taktil, olfaktorisch) berücksichtigt. Der Schwerpunkt dieses Teiles liegt jedoch auf der Bearbeitung biographisch bedeutsamer Themen im Gruppenrahmen.

Jede Einheit enthält ein Schwerpunktthema, um das sich sowohl Übungen als auch die biographieorientierten Inhalte ranken. Diese Schwerpunkte werden über die Darbietung von Gesprächsthemen, Gedichten, Sprichwörtern oder auch Liedern bearbeitet. Im Falle, dass Gespräche in Gang kommen oder bestimmte Themen auf besonders Interesse in der Gruppe stoßen, so sollte dies durch eventuelle Verlängerung der jeweiligen Übung Rechnung getragen werden. Wenn sich dagegen bestimmte Themen in der Biographiearbeit als wenig ergiebig erweisen, so werden für jede Therapieeinheit entsprechende Alternativaufgaben bereitgestellt, um eine ausreichende Aktivierung zu erzielen.

Abschließend folgt der **Entspannungsteil** mit beispielsweise Vorlesen eines Gedichts, einer Geschichte oder dem gemeinsamen Singen eines Liedes.

Der klare, einheitliche Aufbau der Therapieeinheiten unterstützt die Teilnehmer darin, sich auf die Übungen einzulassen; sie wissen was sie erwartet und erlangen so ein Stück weit Handlungssicherheit.

Zeitlicher Ablauf der Therapieeinheit:

1. Biographieteil   ca. 20-25 Minuten
2. Entspannung   ca. 5-10 Minuten

2.3 Organisatorische Hinweise

Im Rahmen der Studie zum Forschungsprojekt hat es sich als günstig erwiesen, bei der Durchführung der Therapieeinheiten zwei Gruppenleiter (ein Durchführender und eine Hilfskraft) einzusetzen, da so besser auf besonders verlangsamte und hilfebedürftige Teilnehmer eingegangen werden konnte. Zudem musste die Gruppe bei notwendigen Unterbrechungen nicht alleine gelassen werden. Realität ist jedoch, dass der Einsatz von zwei Gruppenleitern im täglichen Betriebsablauf eines Pflegeheimes meist nicht umsetzbar ist. Entsprechend müssen besondere Sicherheitsvorkehrungen zum Unfallschutz beachtet werden.

Eine Gruppengröße von acht Teilnehmern hat sich bei demenziell beeinträchtigten Teilnehmern als günstig erwiesen. Bei größeren Gruppen kann eine individuelle Betreuung nicht mehr gewährleistet werden, zudem steigen auch Lärmpegel und die Gefahr der Ablenkung. Außerdem ist die besondere funktionelle Situation von Pflegeheimbewohnern zu berücksichtigen.

In Gruppen mit stärker kognitiv beeinträchtigten Teilnehmern ist eine eher kleinere Teilnehmerzahl zu wählen, da hierbei vermehrt individuelle Hilfestellungen gegeben werden müssen.
Umgekehrt sollte auch eine nicht zu geringe Teilnehmerzahl gewählt werden, da die Motivation dann stark sinkt und schnell ein „Schüler-Lehrer"-Gefühl aufkommt. Bei zu erwartenden hohen Fehl- oder Erkrankungsraten ist deshalb von vornherein eher eine etwas größere Teilnehmerzahl zu wählen, da davon ausgegangen werden muss, dass meist nicht alle teilnehmen können.

Auch die Raumqualität hat einen entscheidenden Einfluss auf einen reibungslosen Stundenablauf. Aufgrund der oftmals beeinträchtigten sensorischen Funktionen der Teilnehmer ist besonders darauf zu achten, dass der Raum resonanzfrei und die Entfernung zur Tafel oder Flipchart nicht zu groß ist. Als vorteilhaft hat sich die Anordnung der Tische und Stühle in Hufeisenform gezeigt. Es sollte für jeden Teilnehmer ausreichend Platz zur Verfügung stehen; bei der Vorbereitung des Raumes sollten Freiräume für Rollstuhlfahrer mit berücksichtigt werden.

Gute Lichtverhältnisse sowie gutes Schreib- und Unterlagenmaterial sollten vorhanden sein. Der Gruppenleiter sollte immer Sichtkontakt zu den Teilnehmern haben, damit schwerhörige Teilnehmer zum einen die direkte Ansprache haben und zum anderen die Möglichkeit bekommen die Lippenbewegungen des Gruppenleiters als Verstehhilfe zu nutzen.

Grundsätzlich empfiehlt es sich, bei der Gruppenzusammensetzung darauf zu achten, dass die Teilnehmer möglichst ein ähnliches kognitives und funktionelles Niveau aufweisen. Dies wird nicht immer möglich sein, daher ist der Gruppenleiter stark gefordert um trotz Gruppenheterogenität Schwächere nicht zu überfordern und Leistungsstärkere nicht durch mangelnden Anspruch zu langweilen.

Bei stark demenziell eingeschränkten Teilnehmern muss auch damit gerechnet werden, dass Gespräche nur schwer in Gang kommen und Übungen mitunter mühsam durchzuführen sind. Vor diesem Hintergrund können auch umgekehrt eher heterogene Gruppen mit weniger und stärker beeinträchtigten Teilnehmern gewinnbringend sein.

Übungsanweisungen sollten immer wieder ausführlich in kurzen einfachen Sätzen und am besten mit der Vorgabe eines Beispieles, wenn nötig mit Anschrift an der Tafel bzw. Flipchart, erklärt werden. In den Übungseinheiten wurde dieser Vorsatz weitestgehend berücksichtigt. Vor allem bei Gruppen mit Demenzerkrankten kann die Kenntnis auch von Übungen, die häufig durchgeführt wurden, nicht vorausgesetzt werden. Es ist weiterhin wichtig, Anweisungen mit klarer, deutlicher Sprache zu geben und diese soweit möglich auch nonverbal durch Gestik und Mimik zu unterstützen. Bei Bedarf kann individuelle Hilfestellung gegeben werden.

Einer der wichtigsten Punkte für den Erfolg jeder Therapie ist die regelmäßige Durchführung. Nur durch verlässliche Termine und Zeiten entsteht bei den Teilnehmern eine feste Struktur und Identifikation mit der Therapie. Zur Erinnerung der Teilnehmer an die Zeiten eignen sich Terminzettel in den Wohnungen bzw. Zimmern; diese erhöhen nicht nur die Zuverlässigkeit, sondern betonen auch die Bedeutung der Trainingsstunden. Bei stärker kognitiv eingeschränkten Pflegeheimbewohnern sollte immer auch das Pflegepersonal informiert werden. Oftmals ist es hierbei auch wichtig, dem Personal die Bedeutsamkeit der Therapie zu verdeutlichen und es um Unterstützung zu bitten, damit die Teilnehmer zu den Therapiezeiten entsprechend vorbereitet und nicht durch andere Termine verhindert sind.

In diesem Zusammenhang sei darauf hingewiesen, dass die Durchführung der Therapieeinheiten in einem geeigneten Raum direkt auf Station Mitarbeitern sowie Angehörigen das Geschehen während der Stunden transparent macht und die wichtige Unterstützung der Therapie auf diesem Wege gefördert werden kann.

Eigene Arbeitsmappen – beschriftet mit den Namen der Teilnehmer –fördern die Identifikation mit der Therapie und zeigen, was schon alles gemacht wurde. Die Arbeitsblätter sind somit nicht nur für den „Papierkorb".

2.4 Besondere Aufgaben des Gruppenleiters

Die Nachvollziehbarkeit des Erlebens der Demenz aus Sicht der Betroffenen ist eine Voraussetzung für eine adäquate Betreuung der Demenzkranken, da diese nur dann verwirklicht werden kann, wenn es gelingt, Wahrnehmung, innerpsychisches Erleben und Verhalten zu verstehen und in den Mittelpunkt aller Bemühungen zu stellen (vgl. Wojnar 2001).

Um trotz aller Einschränkungen einen Zugang in die Gefühls- und Erlebenswelt des Erkrankten erhalten zu können werden im Rahmen des „personenzentrierten Ansatzes" nach Kitwood (2000) verschiedene Ansätze vorgeschlagen:

1. Berichte und Autobiographien von Erkrankten im Frühstadium (kognitive Ressourcen noch vorhanden) lesen.
2. Aufmerksames Zuhören bei Interviews, Gesprächen oder Gruppenaktivitäten mit dem Erkrankten.
3. Bewusstes Aufnehmen von Alltagsäußerungen des Betroffenen.
4. Genaues Beobachten von Verhaltenweisen und Handlungen des Erkrankten.
5. Befragen von Menschen, die an Krankheiten mit demenzähnlicher Symptomatik leiden oder litten (z.B. Schädel-Hirn-Verletzungen, Meningitis, Depression, Korsakow-Syndrom, etc.).
6. Einsetzen der eigenen poetischen Vorstellungskraft, Niederschreiben des eigenen Erlebens mit Demenzerkrankten in Form von Prosa oder Lyrik.
7. Rollenspiele, bei der sich ein Part in die Situation des Erkrankten hineinzufühlen versucht und realistisch die erlebten Empfindungen und Wahrnehmungen auslebt.

Während die Punkte 6 und 7 nur bedingt im Pflegealltag umsetzbar sein werden und auch das Schreiben nicht jedem liegen wird, so können doch die übrigen Zugangswege durch bewussten Umgang mit dem Dementen leicht realisiert werden. In diesem Zusammenhang hat es sich als sinnvoll erwiesen, die Erkenntnisse aus der Biographie und die festgestellten Vorlieben des Erkrankten in der Pflegekurve festzuhalten. So kann im Sinne einer therapeutischen Milieugestaltung sichergestellt werden, dass die Informationen nicht verloren gehen. Desweiteren können andere Pflegekräfte im Umgang mit dem Bewohner von den niedergeschriebenen Hinweisen profitieren und besser auf die betreffende Person eingehen.

Die Erfahrung zeigt, dass einzelne Übungsaufgaben nicht von Anfang an optimal durchführbar oder stark abhängig von der Tagesverfassung der Teilnehmer sind. Probleme bestehen zum Teil bei der Durchführung der Gespräche. Diese sind jedoch stark themenabhängig und müssen möglicherweise ein Stück weit an die Gruppe und die vorhandene Vorerfahrung der Teilnehmer angepasst werden.

Hilfreich für die ersten Stunden ist sicherlich, sich bereits vor Beginn der Therapie beim Pflegepersonal der Station und Angehörigen Wissen über die Lebensgeschichte der Teilnehmer einzuholen, da somit für den Beginn der Therapie relevante Themen ausgewählt werden können. Auch im Gespräch gelingt es mit diesem Vorwissen gezielter Impulse zu setzen.

Für den Gruppenleiter ist es oft eine Herausforderung, auch bei mühsamen Themen die Teilnehmer zur Mitarbeit zu motivieren. Gleichzeitig muss er sich selbst beständig dazu anhalten, nicht voreilig zu resignieren und andere, gefälligere Übungen zu bevorzugen. Im Laufe der Therapie konnte eine Abnahme der anfänglichen Unsicherheit seitens der Teilnehmer festgestellt werden. Dies lässt sich unter anderem gruppendynamisch durch ein besseres Kennenlernen der Teilnehmer untereinander und somit ein stärkeres Vertrauen in die Gruppe erklären.

Gerade Demenzpatienten können sich oftmals nur schwer auf neue Situationen einlassen und sind schnell unsicher und ängstlich. Es sollte also ein längerer Vorlauf eingeplant werden bis sich die Gruppe zusammengefunden hat.

Demenzpatienten neigen häufig auch zu nichtkognitiven Verhaltensauffälligkeiten wie Rufen, stereotype Verhaltensweisen oder Weglaufen aus der Gruppe. Dies kann sowohl den Therapeuten als auch die Gruppe belasten. Hier muss sehr sensibel vorgegangen werden, um möglichst allen Beteiligten gerecht werden zu können. Im schlimmsten Fall muss ein störender Teilnehmer aus der Gruppe ausgeschlossen werden. In einigen Fällen kann auch ein Gruppenwechsel hilfreich sein.

Positive Rückmeldungen und Lob sind für die Vermittlung von Erfolgserlebnissen und damit der Steigerung des Selbstwertgefühls nicht zu unterschätzen. Lob und Anerkennung spielen gerade beim alten Menschen im Pflegeheim, und nicht zuletzt auch bei demenziell eingeschränkten Menschen eine große Rolle. Das Erfahren eigener Leistungsfähigkeit und eigenen Erfolges wirkt sinnstiftend und motivierend für die Teilnehmer, vor allem da diese Erfahrungen aus anderen Lebensbereichen kaum noch oder nicht mehr gewonnen werden können.

Demente Menschen nehmen sehr viel Information auch über die Haltung, die Mimik und Gestik sowie Berührungen auf. Hier kann viel über die emotionale Ebene, die auch beim Demenzpatienten noch lange intakt ist, transportiert werden. Dies funktioniert auch und gerade dann noch, wenn kognitiv keine Informationen mehr aufgenommen werden können. Positive Erfahrungen stärken das Selbstbewusstsein und die Zufriedenheit jedes Menschen.

Die Arbeit mit demenziell Erkrankten erfordert sehr viel Empathie und Takt. Handlungssicherheit im Umgang mit dieser Klientel erfordert Geduld und Erfahrung. Schnell kann sich ein Gefühl der Unzufriedenheit beim Therapeuten einstellen, da entweder die Therapieeinheit nicht so verläuft wie geplant, vieles nicht so durchführbar ist, wie es in der Anleitung steht oder die Gruppe bei bestimmten Themen oder Tagen kaum oder gar nicht mitarbeitet.

Die Erfahrung zeigt jedoch, dass dies zwar zur Unzufriedenheit des Therapeuten führen kann, die Teilnehmer die Stunde hingegen als durchaus bereichernd empfinden. In solchen Fällen muss der Therapeut auch die eigenen Ansprüche unter Einbezug der oben angeführten Zielsetzungen der Therapie und der Ausführungen über die Besonderheiten demenzkranker Teilnehmer überprüfen.

2.5 Tipps aus der Praxis für die Praxis

Wie bereits beschrieben, erfordert die Arbeit mit dementen Menschen viel Geduld und auch ein gewisses Maß an Belastungsfähigkeit. Es ist wichtig, die eigenen Ziele und den eigenen Anspruch fortwährend zu überprüfen und sich einige Fragen zu stellen:

- Was will ich erreichen?
- Ist mein Anspruch realistisch?
- Was möchten die Teilnehmer?
  (Vor allem, wenn diese die Frage nicht mehr selbst beantworten können!)
- Wie reagieren die Teilnehmer?
- Weshalb reagieren sie so?
- Woher beziehe ich meine eigene Motivation?

Sinnvoll kann es auch sein, einen biographischen Erhebungsbogen für die Teilnehmer zu konzipieren, in dem der Gruppenleiter Besonderheiten und Interessen der einzelnen Teilnehmer einträgt. Informationen können entweder im Vorfeld der Therapie durch Angehörige oder Pflegekräfte oder auch mittelbar durch Äußerungen der Teilnehmer in der Gruppenstunde gesammelt werden. Aufzeichnungen helfen oftmals, Teilnehmer bei bestimmten Themen gezielter und individueller ansprechen zu können.

Der Gruppenleiter ist die zentrale Person in der Therapie, die Teilnehmer benötigen die ständige Präsenz und Aufmerksamkeit des Therapeuten. Oft wird der Eindruck des Alleinunterhalters entstehen. Dennoch profitieren die Teilnehmer von der Aktivierung. Oft werden gerade von den sehr zurückgezogenen Teilnehmern die Aussagen der lebhafteren Teilnehmer ganz aufmerksam verfolgt und wirken im Inneren weiter. Vielleicht gelingt es auch mit der Zeit, einen Nachahmungseffekt zu erzielen, und mehr und mehr Teilnehmer zur aktiven Mitarbeit anzuregen. Dennoch müssen Gruppenleiter auch den Rückzug eines Teilnehmers akzeptieren lernen und die Aktivierung jedes Einzelnen nicht zum Maßstab des eigenen Erfolges machen.

Für sehbehinderte Teilnehmer sollten wenn möglich große Kopien gemacht werden oder die Übungen – insofern sie geeignet erscheinen – vorgelesen werden.

Bei schwachen Teilnehmern oder Gruppen können Arbeitsblätter Schritt für Schritt auch zusammen gelöst werden.

Stark schwerhörige wie auch in anderen Bereichen stark hilfsbedürftige Teilnehmer sollten direkt neben dem Gruppenleiter sitzen. So ist die Hilfestellung am einfachsten zu bewerkstelligen.

Im Sinne der Schaffung einer vertrauten Situation sowie der Hilfe zur Orientierung ist es wünschenswert, dass die Teilnehmer in der Runde immer denselben Platz einnehmen.

Hierzu gehört auch, dass Sie in den Stunden einen klaren, in derselben Form wiederkehrenden Anfangs- und Endpunkt setzen. Sie geben den Teilnehmern so einen sicheren Rahmen, auf den sie sich einlassen können. Als Beispiele seien angeführt die Teilnehmer mit Handschlag und Namensnennung zu begrüßen und zu verabschieden. Auch der Beginn der Stunde mit einer immer wiederkehrenden psychomotorischen Übung oder dem Singen eines bestimmten Liedes ist empfehlenswert. Der Platzwechsel vom Stuhlkreis bei der Psychomotorik zum Tisch für die Aktivierung ist ein weiterer Punkt, der den Teilnehmern eine Orientierungshilfe im Ablauf der Stunde bietet.

III
Darstellung der Therapie-einheiten

Therapieeinheit 1
„Tiere"

Geräte- und Medienbedarf:

- Flipchart und Stifte
- Bilder, Postkarten oder Fotos von Tieren

Aktivierender Teil

Absicht	Inhalt	Zeit-bedarf
Abruf LZG	1. Aufzählung	5 Min.
Abruf LZG, Stärkung der Identität, EE	2. Biographiearbeit	15 Min.

Alternativaufgaben

Abruf LZG, SD	- Unterscheidungen	5 Min.
Abruf LZG	- Sprichwörter ergänzen	3 Min.
Abruf LZG, SE	- Lieder zum Thema	5 Min.
Abruf LZG	- Tierlaute erkennen	2 Min.

Entspannung

Absicht	Inhalt	Zeit-bedarf
Entspannung, Ausklang	Textauszug aus Anna Wimschneider „Herbstmilch"	7 Min.

Übung 1: „Aufzählung"

(in Anlehnung an Stengel und Ladner-Merz 2006, 2007; Oppolzer 1996; Fiedler 1994; Stengel 1993b)

Der Gruppenleiter stellt die vorgegebene Frage an die Gruppe. Er sammelt die mündlichen Antworten. Bei Bedarf können die gegebenen Antworten an der Flipchart oder Tafel angeschrieben werden.

„Ich stelle Ihnen nun eine Frage. Sie dürfen mir die Antworten zurufen."

Welche Tiere kennen Sie?
z.B. Hund, Schwein, Löwe, Schwan, Vögel, Reh, Fische, Wal, Ameise, Schmetterling, Käfer, Spinnen, Mücken, Hühner, Katzen, Tapir, Maus, Delphin, Krokodil, Nashorn....

Übung 2: „Biographiearbeit"

(in Anlehnung an Schaade 1998, 2008; Osborn, Schweitzer und Trilling 1997)

Der Gruppenleiter stellt die folgenden Fragen zur Biographie der Gruppenteilnehmer. Die Teilnehmer dürfen auf die Fragen antworten.
Der Gruppenleiter kann bei Bedarf zur Veranschaulichung Bilder von Tieren in der Gruppe herumgeben.

„Sicherlich sind Sie in Ihrem Leben häufig mit Tieren in Berührung gekommen. Vielleicht hatten Sie sogar selbst Tiere. Ich habe Ihnen einige Bilder mitgebracht. Diese dürfen Sie, wenn Sie möchten, anschauen und in der Gruppe herumgeben. Vielleicht erinnert Sie ein Bild an ein Haustier, das sie einmal hatten."
„Ich würde Ihnen nun gerne einige Fragen zu diesem Thema stellen. Sie dürfen einfach erzählen, welche Erfahrungen Sie gemacht haben."

Welche Haustiere hatten Sie?

Welche Namen hatten diese Tiere?

Welche Tiere mögen Sie gerne?

Welche Tiere mögen Sie gar nicht?

Haben Sie schon mit Tieren gearbeitet (z.B. auf dem Bauernhof)?

Haben Sie schon mal das Schlachten von Tieren miterlebt?

Sind Sie schon auf einem Pferd geritten?

Haben Sie schon mal eine Kuh gemolken?

Alternative: „Unterscheidungen"

(in Anlehnung an Halbach o. J.; Oppolzer 1996)

Der Gruppenleiter stellt die vorgegebenen Fragen an die Gruppe. Er sammelt die mündlichen Antworten. Bei Bedarf können die gegebenen Antworten an die Flipchart geschrieben werden.

> „Ich stelle Ihnen nun unterschiedliche Fragen. Sie dürfen mir dann die Antworten, die Ihnen zu den gestellten Fragen einfallen, zurufen. Überlegen Sie nun bitte gemeinsam mit mir."

Welche Tiere leben im Wald?
z.B. Reh, Ameise, Hirsch, Fuchs, Hase, Spinnen, Specht, Vögel, Eichhörnchen, Wildschwein…

Welche Tiere leben im oder am Wasser?
z.B. Störche, Frösche, Libellen, Grillen, Karpfen, Schwertfisch, Goldfisch, Forelle…

Welche Tiere fliegen in der Luft?
z.B. Amsel, Drossel, Fink, Star, Sperling, Spatz, Schmetterling, Fliegen, Stechmücken, Maikäfer, Junikäfer, Storch, Möwen…

Welche Tiere leben auf dem Bauernhof?
z.B. Kuh, Schwein, Hahn, Hühner, Katze, Hund, Schafe, Ziegen, Pferde…

Welche Tiere leben im Zoo?
z.B. Nilpferd, Giraffe, Tapir, Affen, Löwen, Tiger, Bären, Delphine, Zebras…

Alternative: „Sprichwörter ergänzen"

(in Anlehnung an Stengel und Ladner-Merz 2007; Stengel 1993a, 1997, 2003; Knies et al. 1997; Oppolzer 1996)

Der Gruppenleiter liest den ersten Teil eines Sprichwortes vor. Die Gruppenteilnehmer ergänzen den zweiten Teil des Sprichwortes auf Zuruf.

> „Ich lese Ihnen den ersten Teil eines Sprichwortes vor. Sie dürfen dann das Sprichwort ergänzen. Rufen Sie mir die richtige Lösung einfach zu."

Eine Schwalbe...   (...macht noch keinen Sommer.)

In der Not...   (...frisst der Teufel Fliegen.)

Wenn die Katze aus dem Haus ist...   (...tanzen die Mäuse auf dem Tisch.)

Kräht der Hahn auf dem Mist...   (...ändert sich das Wetter oder es bleibt wies' ist.)

Lieber den Spatz in der Hand...   (...als die Taube auf dem Dach.)

Alternative: „Lieder zum Thema"

(in Anlehnung an Stengel und Ladner-Merz 2006; Oppolzer 1996; Normann 1994)

Tiere

Die Gruppenteilnehmer dürfen sich nun Lieder überlegen, in denen Tiere vorkommen. Diese dürfen sie dann auf Zuruf nennen. Den Teilnehmern sollte genügend Zeit zum Überlegen gelassen werden. Als Hilfestellung kann den Teilnehmern vom Gruppenleiter die Melodie des Liedes vorgesungen werden.

> „Ich würde nun gerne mit Ihnen gemeinsam nach Liedern suchen, in denen Tiere vorkommen. Bitte überlegen Sie kurz und sagen mir dann, welche Lieder Ihnen dazu einfallen."

Wenn keine Lösungen kommen:

> „Ich summe Ihnen ein Lied vor. In diesem Lied kommt ein Tier vor. Kennen Sie es?"

Ein Lied nach Wahl wird den Teilnehmern vorgesummt. Diese Hilfestellung kann so oft wie nötig wiederholt werden.

Beispiele für Lösungen:

- *Der Kuckuck und der Esel*
- *Ein Vogel wollte Hochzeit machen*
- *Jetzt fahr'n wir übern See*
- *Fuchs, du hast die Gans gestohlen*
- *Ich geh' durch einen grasgrünen Wald*
- *Auf, auf zum fröhlichen Jagen*
- *Kuckuck, Kuckuck, ruft's aus dem Wald*
- *Hoch auf dem gelben Wagen*
- *Alle meine Entchen*
- *Im Wald und auf der Heide*
- *Wenn ich ein Vöglein wär'*
- *Lustig ist das Zigeunerleben*
- *Auf der schwäbsche Eisebahne*
- *Auf einem Baum ein Kuckuck*
- *Wem Gott will rechte Gunst erweisen*

Nun darf von den Teilnehmern noch ein Lied gewünscht und mit ihnen gesungen werden.

> „Nachdem wir so viele Lieder gefunden haben, dürfen Sie sich eines aussuchen. Dieses Lied werden wir dann alle gemeinsam singen."

Alternative: „Tierlaute erkennen"

(in Anlehnung an Stengel und Ladner-Merz 2007; Stengel 2003; Gatterer und Croy 2000; Normann 1994)

Der Gruppenleiter nennt einzelne Tiere und die Teilnehmer dürfen die Stimmen bzw. Laute der Tiere dazu ergänzen.

"Ich nenne Ihnen nun ein Tier. Und Sie dürfen mir auf Zuruf sagen, welche Stimmen bzw. Laute die Tiere erzeugen. Ich nenne Ihnen ein Beispiel: „Der Vogel pfeift". Jetzt sind Sie an der Reihe:"

Der Hund...	bellt
Die Katze...	miaut
Das Pferd...	wiehert
Das Schwein...	grunzt
Das Schaf...	blökt
Der Löwe...	brüllt
Die Biene...	summt
Die Kuh...	muht
Der Hahn...	kräht

Entspannung: Textauszug A. Wimschneider „Herbstmilch"

Der Gruppenleiter liest zum Abschluss einen Textausschnitt von Anna Wimschneider vor. Nach Bedarf kann der Text auch kopiert werden und den Gruppenteilnehmern mitgegeben werden.

> „Zum Abschluss der heutigen Stunde möchte ich Ihnen einen Text vorlesen. Auch in diesem Text kommen Tiere vor. Er handelt von Sommertieren und wurde von Anna Wimschneider verfasst. Vielleicht kennen Sie ihn sogar."

Im Sommer, bevor die Sonne richtig unterging, tanzten draußen die Mücken, ein ganzer Haufen, und nicht selten kam uns eine in die Augen oder in den Mund. Je dämmriger und nächtlicher es wurde, umso unheimlicher wurde es uns Kindern. Manchmal sagte jemand, passt auf, was man alles hören kann. Es flogen große Brummer, Bienen, auch Hornissen, und im Wald flogen krähend die Fasanen auf die Fichten zum Schlafen. Die Rehböcke schrien ein lautes Bäh, als wären sie noch einmal aufgeschreckt worden, oder als ob sie sich noch einmal mit den anderen verständigen wollten. Zu zweit holten wir Bänke aus der Stube, einen Eimer mit Wasser mussten wir auch noch haben, in dem wuschen wir uns eins nach dem andern die Füße.

Es wurde allmählich dunkel, da sahen wir die Fledermäuse fliegen. Wir hatten viele, die waren bei Tag unsichtbar, da haben sie mit den Füßen aufgehängt unterm Dach in einem ganz dunklen Winkel geschlafen. Alle Nachtkäfer und Falter kamen aus ihren Schlupfwinkeln, und jedes Tier machte einen großen Lärm. Und dann erst die vielen Frösche in der Wassergrube hinter unserem Haus! Das ging in einem Geschrei Quack, Quack, Quack, tausendmal. Und da war einer dabei, das muss schon ein alter gewesen sein, weil er langsamer und mit einer viel tieferen Stimme quackte. Wenn wir Kinder sie schreckten, waren sie für einen Moment still, dann gings wieder weiter. Einmal waren wir mit dem Vater im Obstgarten, da flog ein ganz großer Vogel nahe an uns vorbei, da sagte Vater, Kinder, das ist eine Eule. Sie flog ganz leise auf uns zu und war fast schon auf dem Boden. Manchmal hörten wir die Eulen in der Nacht schreien, die schreien Hu, Hu und Käuzchen gab es auch, die haben in der ruhigen stillen Nacht, und manchmal auch bei Tag wie Miau geschrien. An dem uns gegenüberliegenden Hang standen ganz große alte Kiefern, da hatten die Käuzchen ihr Zuhause.

Hasen und Rehe kamen auch bis ans Haus aus dem Wald heraus. Manchmal hatte sich auch eine Ratte bei uns eingenistet, die aber kein langes Leben hatte. Igel waren nicht selten, die durften schon dableiben. (...)

Einmal flog ein Flieger über das Haus, da sind die Gänse so erschrocken, dass sie auf den Hintern gefallen sind.

(Anna Wimschneider 1990)

Arbeitsmaterialien

Kopiervorlage Entspannung: Textauszug A. Wimschneider „Herbstmilch"

Im Sommer, bevor die Sonne richtig unterging, tanzten draußen die Mücken, ein ganzer Haufen, und nicht selten kam uns eine in die Augen oder in den Mund. Je dämmriger und nächtlicher es wurde, umso unheimlicher wurde es uns Kindern. Manchmal sagte jemand, passt auf, was man alles hören kann. Es flogen große Brummer, Bienen, auch Hornissen, und im Wald flogen krähend die Fasanen auf die Fichten zum Schlafen. Die Rehböcke schrien ein lautes Bäh, als wären sie noch einmal aufgeschreckt worden, oder als ob sie sich noch einmal mit den anderen verständigen wollten. Zu zweit holten wir Bänke aus der Stube, einen Eimer mit Wasser mussten wir auch noch haben, in dem wuschen wir uns eins nach dem andern die Füße.

Es wurde allmählich dunkel, da sahen wir die Fledermäuse fliegen. Wir hatten viele, die waren bei Tag unsichtbar, da haben sie mit den Füßen aufgehängt unterm Dach in einem ganz dunklen Winkel geschlafen. Alle Nachtkäfer und Falter kamen aus ihren Schlupfwinkeln, und jedes Tier machte einen großen Lärm. Und dann erst die vielen Frösche in der Wassergrube hinter unserem Haus! Das ging in einem Geschrei Quack, Quack, Quack, tausendmal. Und da war einer dabei, das muss schon ein alter gewesen sein, weil er langsamer und mit einer viel tieferen Stimme quackte. Wenn wir Kinder sie schreckten, waren sie für einen Moment still, dann gings wieder weiter.

Einmal waren wir mit dem Vater im Obstgarten, da flog ein ganz großer Vogel nahe an uns vorbei, da sagte Vater, Kinder, das ist eine Eule. Sie flog ganz leise auf uns zu und war fast schon auf dem Boden. Manchmal hörten wir die Eulen in der Nacht schreien, die schreien Hu, Hu und Käuzchen gab es auch, die haben in der ruhigen stillen Nacht, und manchmal auch bei Tag wie Miau geschrien. An dem uns gegenüberliegenden Hang standen ganz große alte Kiefern, da hatten die Käuzchen ihr Zuhause.

Hasen und Rehe kamen auch bis ans Haus aus dem Wald heraus. Manchmal hatte sich auch eine Ratte bei uns eingenistet, die aber kein langes Leben hatte. Igel waren nicht selten, die durften schon dableiben. (...)

Einmal flog ein Flieger über das Haus, da sind die Gänse so erschrocken, dass sie auf den Hintern gefallen sind.

(A. Wimschneider 1990)

Therapieeinheit 2
„Obst"

Geräte- und Medienbedarf:

- Arbeitsblätter
- Flipchart und Stifte
- verschiedene Obstsorten (Apfel, Birne, Zwetschge, Trauben, Zitrone...)
- Teller, Messer, Servietten
- (verschiedenfarbiges Papier: gelb, rot, grün, orange, braun, blau)

Aktivierender Teil

Absicht	Inhalt	Zeit-bedarf
K, A	1. Linien verfolgen	7 Min.
VW, TW, GW, Abruf LZG	2. Wahrnehmungsübung	13 Min.

Alternativaufgaben

Absicht	Inhalt	Zeit-bedarf
Abruf LZG, SD	- Fragen zum Thema	6 Min.

Entspannung

Absicht	Inhalt	Zeit-bedarf
Entspannung, Ausklang	Gedicht „Herr von Ribbeck auf Ribbeck im Havelland" von Theodor Fontane	7 Min.

Übung 1: „Linien verfolgen"

(in Anlehnung an SimA 1993; Beyer 1994)

Die Übung besteht darin, dass die Teilnehmer die Linien, welche die Bilder verbinden, verfolgen und herausfinden, wohin die jeweiligen Linien führen.

Der Gruppenleiter teilt die Arbeitsblätter aus.

> „Auf den Vorlagen vor Ihnen sind immer zwei Bilder mit einer Linie verbunden. Sie sollen nun herausfinden, wohin die Linie, die vom oberen Bild weggeht, führt. Verfolgen Sie die Linie möglichst nur mit den Augen; nur bei großen Schwierigkeiten darf ein Finger zur Hilfe genommen werden."

Übung 2: „Wahrnehmungsübung"

(in Anlehnung an Eisenburger 1998; Hanna und Hanna 1998)

Obst
Der Gruppenleiter zeigt den Teilnehmern das mitgebrachte Obst. Dann gibt er das Obst nacheinander in die Gruppe, so dass es jeder befühlen kann. Wenn jemand eine Frucht erkannt hat, darf er die Frucht benennen.

Der Gruppenleiter zeigt das Obst.

> „Ich zeige Ihnen nun einige Obststücke."

Der Gruppenleiter gibt den Teilnehmern einige vorbereitete Obststücke.
z.B. Apfel, Birne, Pflaume, Orange, Mandarine, Zitrone, Grapefruit, Kiwi, Banane, Pfirsich, Mango, Feige, Weintraube etc.

> „Ich gebe Ihnen nun die Obststücke und Sie dürfen das Obst anfassen und fühlen, wie es sich anfühlt. Wenn Sie erkannt haben, um welches Obst es sich handelt, dürfen Sie mir die Lösung einfach zurufen."

Der Gruppenleiter schneidet das Obst (z.B. den Apfel) auf und gibt jedem Teilnehmer ein Stück des Obstes. Die Teilnehmer werden gebeten, das Obst bewusst und langsam zu essen um den Geschmack zu erfahren.

> „Ich schneide nun eine Frucht auf. Sie dürfen dann ein Stück von dem Obst kosten. Wie schmeckt Ihnen das Obst? Erinnert Sie dieser Geschmack an irgendetwas?"

Achtung: Auf Einschränkungen der Teilnehmer achten → Schluckstörungen, Allergien etc.

Alternative: „Fragen zum Thema"

(in Anlehnung an Halbach o. J.; Gatterer und Croy 2000)

Der Gruppenleiter stellt die vorgegebenen Fragen an die Gruppe. Er sammelt die mündlichen Antworten. Die Antworten werden auf die vorbereiteten verschiedenfarbigen Zettel groß und gut lesbar geschrieben (z.B. rotes Obst auf rote Zettel). Die Zettel werden dann auf dem Tisch ausgelegt, damit sie jeder sehen kann.

„Ich stelle Ihnen nun unterschiedliche Fragen. Sie dürfen mir dann die Antworten zurufen."

Welches Obst hat eine rote Farbe?
z.B. Erdbeeren, Äpfel, Johannisbeeren, Kirschen, Pfirsiche, Himbeeren, Brombeeren…

Welches Obst hat eine gelbe Farbe?
z.B. Honigmelone, Zitrone, Äpfel, Pfirsich, Bananen…

Welches Obst hat eine grüne Farbe?
z.B. Wassermelone, Äpfel, Stachelbeeren, Weintrauben…

Welches Obst hat eine blaue Farbe?
z.B. Weintrauben, Schwarzbeeren, Zwetschgen, schwarze Johannisbeeren, Heidelbeeren, Schlehen…

Welches Obst hat eine braune Farbe?
z.B. Birnen, Ananas, Kiwi…

Welches Obst hat eine orange Farbe?
z.B. Orange, Mandarine, Aprikose…

Entspannung: Gedicht „Herr von Ribbeck auf Ribbeck im Havelland"

Der Gruppenleiter liest zum Abschluss der Stunde das Gedicht „Herr von Ribbeck auf Ribbeck im Havelland" von Theodor Fontane vor.

„Zum Abschluss der heutigen Stunde möchte ich Ihnen das Gedicht „Herr von Ribbeck auf Ribbeck im Havelland" von Theodor Fontane vorlesen. Auch in diesem Gedicht kommt eine Frucht vor."

Herr von Ribbeck auf Ribbeck im Havelland

Herr von Ribbeck auf Ribbeck im Havelland,
Ein Birnbaum in seinem Garten stand,
Und kam die goldene Herbsteszeit
Und die Birnen leuchteten weit und breit,
Da stopfte, wenn's Mittag vom Turme scholl,
Der von Ribbeck sich beide Taschen voll,
Und kam in Pantinen ein Junge daher,
So rief er „Junge, wiste'ne Beer?"
Und kam ein Mädel, so rief er: „ Lütt Dirn,
Kumm man röwer, ick hebb'ne Birn."

So ging es viel Jahre, bis lobesam
Der von Ribbeck auf Ribbeck zu sterben kam.
Er fühlte sein Ende.'s war Herbsteszeit,
Wieder lachten die Birnen weit und breit;
Da sagte von Ribbeck: „Ich schneide nun ab.
Legt mir eine Birne mit ins Grab."
Und drei Tage drauf, aus dem Doppel-dachhaus,
Trugen von Ribbeck sie hinaus.
Alle Bauern und Büdner mit Feiergesicht
Sangen „Jesus meine Zuversicht",
Und die Kinder klagten, das Herze schwer:
„He is dod nu. Wer giwt uns nu'ne Beer?"
So klagten die Kinder. Das war nicht recht –
Ach, sie kannten den alten Ribbeck schlecht;

Der neue freilich, der knausert und spart,
Hält Park und Birnbaum strenge verwahrt.
Aber der alte, vorahnend schon
Und voll Misstraun' gegen den eigenen Sohn,
Der wusste genau, was damals er tat,
Als um eine Birn' ins Grab er bat,
Und im dritten Jahr aus dem stillen Haus
Ein Birnbaumsprössling sproß heraus.
Und die Jahre gehen wohl auf und ab,
Längst wölbt sich ein Birnbaum über dem Grab,

Und in der goldenen Herbsteszeit
Leuchtet's wieder weit und breit.
Und kommt ein Jung' übern Kirchhof her,
So flüstert's im Baume: „Wiste'ne Beer?"
Und kommt ein Mädel, so flüstert's:
„Lütt Dirn, Kumm man röwer, ick gew di'ne Birn."

So spendet Segen noch immer die Hand
Des von Ribbeck auf Ribbeck im Havelland.

(Theodor Fontane)

Arbeitsmaterialien

Kopiervorlage Übung 1: „Linien verfolgen"

(in Anlehnung an SimA 1993; Beyer 1994)

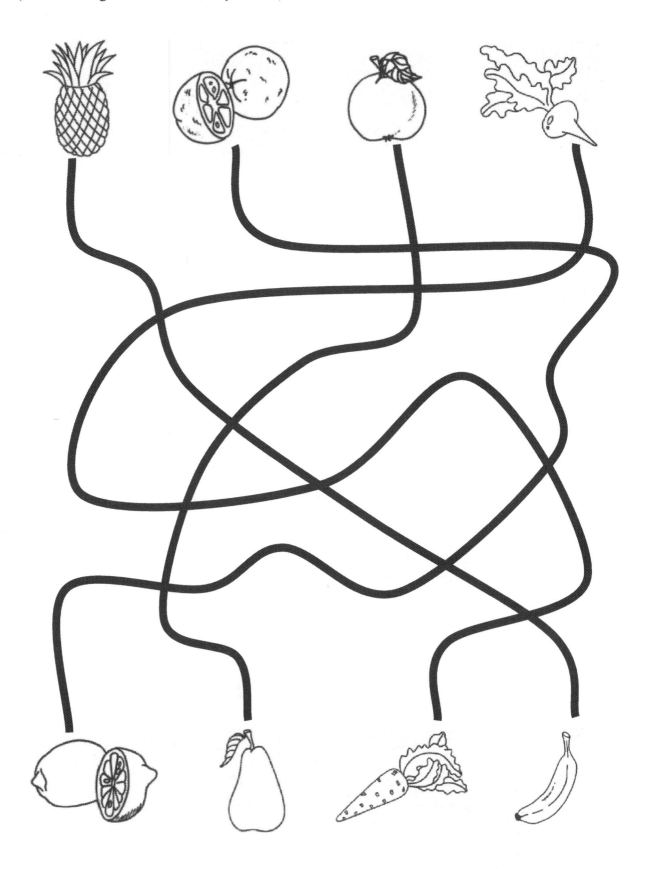

Kopiervorlage Entspannung: Gedicht „Herr von Ribbeck auf Ribbeck im Havelland"

Herr von Ribbeck auf Ribbeck im Havelland

Herr von Ribbeck auf Ribbeck im Havelland,
Ein Birnbaum in seinem Garten stand,
Und kam die goldene Herbsteszeit
Und die Birnen leuchteten weit und breit,
Da stopfte, wenn's Mittag vom Turme scholl,
Der von Ribbeck sich beide Taschen voll,
Und kam in Pantinen ein Junge daher,
So rief er „Junge, wiste'ne Beer?"
Und kam ein Mädel, so rief er: „ Lütt Dirn,
Kumm man röwer, ick hebb'ne Birn."

So ging es viel Jahre, bis lobesam
Der von Ribbeck auf Ribbeck zu sterben kam.
Er fühlte sein Ende.'s war Herbsteszeit,
Wieder lachten die Birnen weit und breit;
Da sagte von Ribbeck: „Ich schneide nun ab.
Legt mir eine Birne mit ins Grab."
Und drei Tage drauf, aus dem Doppeldachhaus,
Trugen von Ribbeck sie hinaus.
Alle Bauern und Büdner mit Feiergesicht
Sangen „Jesus meine Zuversicht",
Und die Kinder klagten, das Herze schwer:
„He is dod nu. Wer giwt uns nu'ne Beer?"
So klagten die Kinder. Das war nicht recht –
Ach, sie kannten den alten Ribbeck schlecht;

Der neue freilich, der knausert und spart,
Hält Park und Birnbaum strenge verwahrt.
Aber der alte, vorahnend schon
Und voll Misstraun' gegen den eigenen Sohn,
Der wusste genau, was damals er tat,
Als um eine Birn' ins Grab er bat,
Und im dritten Jahr aus dem stillen Haus
Ein Birnbaumsprössling sproß heraus.
Und die Jahre gehen wohl auf und ab,
Längst wölbt sich ein Birnbaum über dem Grab,

Und in der goldenen Herbsteszeit
Leuchtet's wieder weit und breit.
Und kommt ein Jung' übern Kirchhof her,
So flüstert's im Baume: „Wiste'ne Beer?"
Und kommt ein Mädel, so flüstert's:
„Lütt Dirn, Kumm man röwer, ick gew di'ne Birn."

So spendet Segen noch immer die Hand
Des von Ribbeck auf Ribbeck im Havelland.

(Theodor Fontane)

Therapieeinheit 3
„Schule"

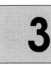
Geräte- und Medienbedarf:

- Themendekoration: Schiefertafel, Kreide, Einschulungsphotos...
- Flipchart und Stifte
- (Arbeitsblätter)

Aktivierender Teil

Absicht	Inhalt	Zeit-bedarf
A, K, ÜLZG	1. Textbearbeitung	5 Min.
Abruf LZG, Stärkung der Identität, EE	2. Biographiearbeit	15 Min.

Alternativaufgaben

K, A	- Linien verfolgen	3 Min.
Abruf LZG	- Sprichwörter ergänzen	4 Min.
Abruf LZG	- Gedichtanfänge ergänzen	3 Min.
Abruf LZG	- Richtig oder falsch?	5 Min.

Entspannung

Absicht	Inhalt	Zeit-bedarf
Entspannung, Ausklang	Liedvorschlag „Im Frühtau zu Berge"	7 Min.

Übung 1: „Textbearbeitung"

(in Anlehnung an Trilling et al. 2001; Schaade 1998, 2008)

Der Gruppenleiter liest den folgenden Text zum Thema Schule vor.

> „Ich lese Ihnen nun einen kurzen Text vor, der auch mit der Schule in Zusammenhang steht. Hier erzählt eine ältere Dame, wie es war, als sie damals in die Schule gegangen ist."

„Ich bin in Nürnberg zur Schule gegangen. Es waren drei Klassen in einem Raum und dann sind sie geteilt worden. Wir hatten einen Lehrer für die kleine Schule und einen für die große. Wir hatten Rechnen, Lesen, Geographie. Wir haben sieben Fächer gehabt. Wir hatten einen Lehrer, der hatte es so mit dem Sport. Und da war dann auch so ein großer Turnplatz.
Es gab damals Schiefertafeln und Kreide, auf die hat man geschrieben.
Das Fach, das mir besonders gut gefallen hat, war Erdkunde.
Der Lehrer ist viel mit uns spazieren gegangen. Darüber haben wir dann einen Aufsatz schreiben müssen.
Wir haben auf die Tafel geschrieben: „Herr Lehrer, das Wetter ist schön, wir wollen mit Ihnen spazieren gehen! Und lieber draußen schwitzen als auf den Bänken sitzen.".

Im Anschluss daran bespricht der Gruppenleiter den Inhalt des Textes gemeinsam mit den Gruppenteilnehmern und wiederholt ihn.

> „Ich möchte mit Ihnen noch einmal kurz zusammenfassen, was in dem Text alles stand. Ist Ihnen hier vielleicht etwas aus Ihrer Vergangenheit vertraut und bekannt vorgekommen?"

Der Gruppenleiter leitet dann zu den Erinnerungen der Gruppenteilnehmer über.

Übung 2: „Biographiearbeit"

(in Anlehnung an Schaade 1998, 2008; Osborn et al. 1997)

Der Gruppenleiter stellt die folgenden Fragen zur Biographie der Gruppenteilnehmer. Die Teilnehmer dürfen dann der Reihe nach auf die Fragen antworten.

> „Jeder von Ihnen ist vor langer Zeit einmal in die Schule gegangen. Vielleicht haben Sie ja noch Erinnerungen an diese Zeit. Ich würde Ihnen nun gerne einige Fragen zu diesem Thema stellen. Sie dürfen einfach erzählen, welche Erfahrungen Sie gemacht haben."

Was haben Sie in der Schule alles gelernt?

Welche Fächer hatten Sie?

Hatten Sie Lieblingsfächer? Welche waren das?

Wo war die Schule und wie war der Weg dorthin?

Haben Sie an Theateraufführungen in Ihrer Schulzeit teilgenommen? An welchen?

Haben Sie in Ihrer Schulzeit musiziert? Welche Instrumente haben Sie gelernt?

Womit und worauf wurde geschrieben?

Was mussten Sie alles auswendig lernen (Gedichte, Lieder)?

> „Wenn jemand noch ein Gedicht oder ein Lied weiß, kann er dies hier gerne aufsagen oder vorsingen."

Alternative: „Linien verfolgen"

(in Anlehnung an SimA 1993; Beyer 1994)

Die Übung besteht darin, dass die Teilnehmer die Linien, welche die Bilder verbinden, verfolgen und herausfinden, wohin die jeweiligen Linien führen.

Der Gruppenleiter teilt die Arbeitsblätter aus.

> „Auf den Vorlagen vor Ihnen sind immer zwei Bilder mit einer Linie verbunden. Sie sollen nun herausfinden, wohin die Linie, die vom oberen Bild weggeht, führt. Verfolgen Sie die Linie möglichst nur mit den Augen. Nur bei großen Schwierigkeiten darf ein Finger zur Hilfe genommen werden."

Alternative: „Sprichwörter ergänzen"

(in Anlehnung an Stengel und Ladner-Merz 2007; Stengel 1993a, 1997, 2003; Knies et al. 1997; Oppolzer 1996)

Der Gruppenleiter liest den ersten Teil eines Sprichwortes vor. Die Gruppenteilnehmer ergänzen den zweiten Teil des Sprichwortes auf Zuruf.

„Ich lese Ihnen den ersten Teil eines Sprichwortes vor. Sie dürfen dann das Sprichwort ergänzen. Rufen Sie mir die richtige Lösung einfach zu."

Früh übt sich,...   (...wer ein Meister werden will.)

Was Hänschen nicht lernt,...   (...lernt Hans nimmermehr.)

Ohne Fleiß...   (...kein Preis.)

Probieren...   (...geht über Studieren.)

Aller Anfang...   (...ist schwer.)

Es ist noch kein Meister...   (...vom Himmel gefallen.)

Durch Fehler...   (...wird man klug.)

3

Alternative: „Gedichtanfänge ergänzen"

(in Anlehnung an Oppolzer 1996; Knies et al. 1997)

Der Gruppenleiter nennt nun Gedichtanfänge, die Gruppenteilnehmer dürfen das Gedicht weiter vervollständigen.

> „Ich lese Ihnen nun Anfänge von Gedichten vor. Einige davon haben Sie bestimmt in der Schule auswendig gelernt. Sie dürfen die Gedichte dann ergänzen und aufsagen, soweit Sie sich erinnern können."

Je nach Gruppe kann der Gruppenleiter auch die Frage stellen, wer dieses Gedicht geschrieben hat. Oder es kann vom Gruppenleiter ergänzt werden.

Wer reitet so spät durch Nacht und Wind,...
(...es ist der Vater mit seinem Kind; er hat den Knaben wohl in dem Arm, er fasst ihn sicher, er hält ihn warm...) → Johann Wolfgang von Goethe: Erlkönig

Fest gemauert in der Erden...
(...steht die Form, aus Lehm gebrannt. Heute muss die Glocke werden! Frisch, Gesellen, seid zur Hand...) → Friedrich Schiller: Die Glocke

Denn wo das Strenge mit dem Zarten,...
(...wo Starkes sich und Mildes paarten, da gibt es einen guten Klang. Drum prüfe, wer sich ewig bindet, ob sich das Herz zum Herzen findet!) → Friedrich Schiller: Die Glocke

Frühling lässt sein blaues Band...
(...wieder flattern durch die Lüfte, süße, wohlbekannte Düfte streifen ahnungsvoll das Land.) → Eduard Mörike: Er ist's

Und drinnen waltet die züchtige Hausfrau,...
(...die Mutter der Kinder, und herrschet weise im häuslichen Kreise, und lehret die Mädchen und wehret den Knaben.) → Friedrich Schiller: Die Glocke

Alternative: „Richtig oder falsch?"

(in Anlehnung an Stengel und Ladner-Merz 2006, 2007; Kasten 2002; Halbach 1998; Stengel 1986b, 1997)

Der Gruppenleiter liest eine Aussage zum früheren Schulalltag vor. Die Gruppenteilnehmer dürfen dann die Aussagen auf ihre Richtigkeit hin überprüfen.

> „Ich lese Ihnen nun Aussagen vor. Sie dürfen mir sagen, ob diese Aussagen richtig oder falsch sind. Sie dürfen dann die Aussage so korrigieren, dass sie richtig wird."

Früher ist man 15 Jahre in die Schule gegangen.

Früher hat jeder in der Schule Englisch gelernt.

Früher gab es Schläge in der Schule.

Früher hat man in der Schule Holzhacken gelernt.

Früher war auch am Wochenende Schule.

Früher musste man in der Schule viel auswendig lernen.

Früher hat man in der Schule nie gesungen.

Entspannung: Lied „Im Frühtau zu Berge"

Der Gruppenleiter singt zum Abschluss der Stunde mit der Gruppe das Lied „Im Frühtau zu Berge". Falls die Gruppenteilnehmer sich noch an andere Lieder aus ihrer Schulzeit erinnern, können diese gerne zusammen gesungen werden.

> „Zum Abschluss der heutigen Stunde möchte ich mit Ihnen ein Lied singen, das Sie vielleicht noch aus Ihrer Schulzeit kennen. Es heißt „Im Frühtau zu Berge". Vielleicht fällt Ihnen noch ein anderes Lied ein, das Sie in der Schule gelernt haben. Wir können es gerne zusammen singen".

Arbeitsmaterialien

Kopiervorlage Alternative: „Linien verfolgen"
(in Anlehnung an SimA 1993; Beyer 1994)

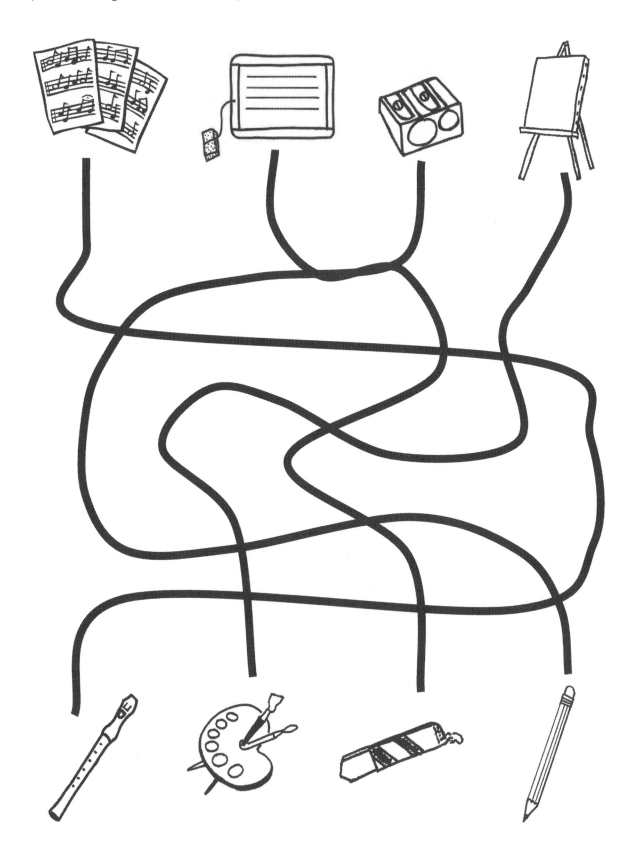

Kopiervorlage Entspannung: Lied „Im Frühtau zu Berge"

Im Frühtau zu Berge

1. Im Frühtau zu Berge wir geh`n, fallera.
Es grünen die Wälder und Höhn, fallera.
Wir wandern ohne Sorgen singend in den Morgen,
noch ehe im Tale die Hähne kräh`n.
Wir wandern ohne Sorgen singend in den Morgen,
noch ehe im Tale die Hähne kräh`n.

2. Ihr alten und hochweisen Leut, fallera,
ihr denkt wohl, wir sind nicht gescheit?, fallera.
Wer sollte aber singen, wenn wir schon Grillen fingen
in dieser herrlichen Frühlingszeit!
Wer sollte aber singen, wenn wir schon Grillen fingen,
in dieser herrlichen Frühlingszeit!

3. Werft ab alle Sorgen und Qual, fallera,
und wandert mit uns aus dem Tal!, fallera.
Wir sind hinausgegangen, den Sonnenschein zu fangen,
kommt mit und versucht es auch selbst einmal!
Wir sind hinausgegangen, den Sonnenschein zu fangen,
kommt mit und versucht es auch selbst einmal!

Therapieeinheit 4
„Arbeit"

Geräte- und Medienbedarf:
- Flipchart und Stifte
- (Arbeitsblätter)

Aktivierender Teil

Absicht	Inhalt	Zeit-bedarf
Abruf LZG, SD	1. Rätsel	5 Min.
Abruf LZG, Stärkung der Identität, EE	2. Biographiearbeit	15 Min.

Alternativaufgaben

Absicht	Inhalt	Zeit-bedarf
Abruf LZG	- Aufzählung	5 Min.
Abruf LZG, SE	- Lieder zum Thema	4 Min.
Abruf LZG	- Sprichwörter ergänzen	1 Min.
Abruf LZG, SD	- Zusammenhänge erkennen	4 Min.
K, A	- Linien verfolgen	3 Min.

Entspannung

Absicht	Inhalt	Zeit-bedarf
Entspannung, Ausklang	Märchen „Vom klugen Schneiderlein" von den Gebrüdern Grimm	10 Min.

Übung 1: „Rätsel"

(in Anlehnung an Stengel und Ladner-Merz 2006; Knies et al. 1997; Jungmann 1995)

Der Gruppenleiter bereitet an der Flipchart entsprechend der Vorgabe das Rätsel vor. Dabei ist auf eine ausreichend große Schrift zu achten. Der Gruppenleiter stellt dann die vorgegebenen Fragen an die Gruppe. Er sammelt die mündlichen Antworten. Die gegebenen Antworten werden an die Flipchart geschrieben.

> „Ich nenne Ihnen unterschiedliche Wörter. Sie dürfen mir dann das Gegenteil des Wortes zurufen. Ich nenne Ihnen ein Beispiel:"

Das Gegenteil von kurz ist   lang

> „Ich trage Ihre Lösungen dann hier auf der Flipchart ein."

Das Gegenteil von reich   arm

Das Gegenteil von falsch   richtig

Das Gegenteil von teuer   billig

Das Gegenteil vom Anfang   Ende

Das Gegenteil von nie   immer

Das Gegenteil von Leben   Tod

> „Die Anfangsbuchstaben der Lösungen ergeben nun ein Lösungswort und das Thema der Stunde. Wäre jemand von Ihnen so nett, mir das Lösungswort vorzulesen?"

Das Lösungswort wird zur Verdeutlichung noch mal an der Flipchart gezeigt.

Variante: Die Teilnehmer können das Rätsel auch selbständig auf dem Arbeitsblatt ausfüllen. Hierzu genügend Stifte und Kopien bereitstellen.

Das Lösungswort heißt „Arbeit".

Übung 2: „Biographiearbeit"

(in Anlehnung an Schaade 1998, 2008; Osborn et al. 1997)

Der Gruppenleiter stellt die folgenden Fragen zur Biographie der Gruppenteilnehmer. Die Teilnehmer dürfen dann der Reihe nach auf die Fragen antworten.

„Sicherlich haben Sie in Ihrem Leben sehr viel gearbeitet. Ich würde Ihnen nun gerne einige Fragen zu diesem Thema stellen. Sie dürfen einfach erzählen, welche Erfahrungen Sie gemacht haben."

Welchen Beruf (oder welche Arbeit) hatten Sie oder Ihr Ehepartner?

Was war dabei zu tun? Wie sah so ein Arbeitstag bei Ihnen aus?

Wie viel Lohn haben Sie damals bekommen?

Was haben Sie mit Ihrem ersten Lohn gemacht?

Wie war Ihr Chef oder wie waren Ihre Kollegen?

Sind Sie gerne arbeiten gegangen?

Welchen Beruf hätten Sie gerne gelernt?

Alternative: „Aufzählung"

(in Anlehnung an Stengel und Ladner-Merz 2006, 2007; Oppolzer 1996; Fiedler 1994; Stengel 1993b)

Der Gruppenleiter stellt die vorgegebene Frage an die Gruppe. Er sammelt die mündlichen Antworten. Bei Bedarf können die gegebenen Antworten an die Flipchart geschrieben werden.

„Ich stelle Ihnen nun eine Frage. Sie dürfen mir dann die Antworten zurufen."

Welche Berufe kennen Sie?
z.B. Schreiner, Metzger, Bäcker, Bauer, Sekretärin, Lehrer, Pfarrer, Arzt, Schmied, Krankenschwester, Kindergärtnerin, Schauspieler, Gärtner…

Alternative: „Lieder zum Thema"

(in Anlehnung an Stengel und Ladner-Merz 2006; Oppolzer 1996; Normann 1994)

Berufe

Die Gruppenteilnehmer dürfen sich nun Lieder überlegen, in denen Berufe vorkommen. Diese dürfen sie dann auf Zuruf nennen. Den Teilnehmern sollte genügend Zeit zum Überlegen gelassen werden. Als Hilfestellung kann den Teilnehmern vom Gruppenleiter die Melodie des Liedes vorgesungen werden.

> „Ich würde nun gerne mit Ihnen gemeinsam nach Liedern suchen, in denen Berufe vorkommen. Bitte überlegen Sie kurz und sagen mir dann, welche Lieder Ihnen dazu einfallen."

Wenn keine Lösungen kommen:

> „Ich summe Ihnen ein Lied vor. In diesem Lied kommt ein Beruf vor. Kennen Sie es?"

Ein Lied nach Wahl wird den Teilnehmern vorgesummt. Diese Hilfestellung kann so oft wie nötig wiederholt werden.

- *Ein Jäger aus Kurpfalz*
- *Das Wandern ist des Müllers Lust*
- *Hoch auf dem gelben Wagen*
- *Backe, backe Kuchen*
- *Im Wald und auf der Heide*
- *Wohlauf die Luft geht frisch und rein*
- *Auf einem Baum ein Kuckuck*
- *Es klappert die Mühle*
- *Wer will fleißige Handwerker sehn*
- *Auf de schwäbsche Eisebahne*
- *Zeigt her Eure Füße*
- *Ich bin der Doktor Eisenbart*
- *Es waren zwei Königskinder*
- *Die Gedanken sind frei*
- *Ein Vogel wollte Hochzeit machen*
- *Als wir jüngst in Regensburg waren*
- *Beim Kronenwirt*

Nun darf von den Teilnehmern noch ein Lied gewünscht und mit ihnen gesungen werden.

> „Nachdem wir so viele Lieder gefunden haben, dürfen Sie sich eines aussuchen. Dieses Lied werden wir dann alle gemeinsam singen."

Alternative: „Sprichwörter ergänzen"

(in Anlehnung an Stengel und Ladner-Merz 2007; Stengel 1993a, 1997, 2003; Knies et al. 1997; Oppolzer 1996)

Der Gruppenleiter liest den ersten Teil eines Sprichwortes vor. Die Gruppenteilnehmer ergänzen den zweiten Teil des Sprichwortes auf Zuruf.

„Die nachfolgenden Sprichwörter haben alle etwas mit Berufen zu tun. Ich lese Ihnen den ersten Teil eines Sprichwortes vor. Sie dürfen dann das Sprichwort ergänzen. Rufen Sie mir die richtige Lösung einfach zu."

Erst die Arbeit...   (...dann das Vergnügen.)

Hunger ist der beste...   (...Koch.)

Was du heute kannst besorgen,...   (...das verschiebe nicht auf morgen.)

Viele Köche...   (...verderben den Brei.)

Schuster...   (...bleib bei deinen Leisten.)

4

Alternative: „Zusammenhänge erkennen"

(in Anlehnung an Gräßel 1989; Knies et al. 1997)

Der Gruppenleiter nennt einen Beruf und zwei Tätigkeiten. Die Gruppenteilnehmer dürfen dann herausfinden, welche Tätigkeit zu dem genannten Beruf passt.
Ist diese Aufgabenstellung für die Gruppenteilnehmer zu schwierig, kann die Aufgabe auch schriftlich erledigt werden. Die Berufe und zutreffenden Tätigkeiten werden dann an die Flipchart geschrieben und es erfolgt lediglich eine Zuordnung seitens der Teilnehmer.

„Ich nenne Ihnen nun einen Beruf und zwei Tätigkeiten. Sie dürfen mir dann sagen, welche Tätigkeit zu dem genannten Beruf passt. Ich nenne Ihnen ein Beispiel: Der Beruf ist Bauer. Die Tätigkeiten sind melken oder trinken. Welche Tätigkeit passt besser zum Beruf des Bauern?"

Welche Tätigkeit passt zu folgenden Berufen?

Schreiner
sägen – kochen   → sägen

Schneider
tanzen – nähen   → nähen

Koch
singen – abschmecken   → abschmecken

Gärtner
gießen – lesen   → gießen

Schmied
verkaufen – Eisen schlagen   → Eisen schlagen

Bäcker
handeln – backen   → backen

Alternative: „Linien verfolgen"

(in Anlehnung an SimA 1993; Beyer 1994)

Die Übung besteht darin, dass die Teilnehmer die Linien, welche die Bilder verbinden, verfolgen und herausfinden, wohin die jeweiligen Linien führen.

Der Gruppenleiter teilt die Arbeitsblätter aus.

„Auf den Vorlagen vor Ihnen sind immer zwei Bilder mit einer Linie verbunden. Sie sollen nun herausfinden, wohin die Linie, die vom oberen Bild weggeht, führt. Verfolgen Sie die Linie möglichst nur mit den Augen. Nur bei großen Schwierigkeiten darf ein Finger zur Hilfe genommen werden."

Entspannung: Märchen „Vom klugen Schneiderlein"

Der Gruppenleiter liest zum Abschluss der Stunde die Geschichte „Vom klugen Schneiderlein" von den Gebrüdern Grimm vor. Nach Bedarf kann die Geschichte auch kopiert werden und den Gruppenteilnehmern mitgegeben werden.

> „Zum Abschluss der heutigen Stunde möchte ich Ihnen ein Märchen vorlesen. Auch in diesem Märchen kommt ein Beruf vor. Es heißt „Vom klugen Schneiderlein". Die Gebrüder Grimm haben es geschrieben."

Vom klugen Schneiderlein

Es war einmal eine Prinzessin gewaltig stolz; kam ein Freier, so gab sie ihm etwas zu raten auf, und wenn er's nicht erraten konnte, so ward er mit Spott fortgeschickt. Sie ließ auch bekannt machen, wer ihr Rätsel löste, sollte sich mit ihr vermählen, und möchte kommen, wer da wollte. Endlich fanden sich auch drei Schneider zusammen, davon meinten die zwei ältesten, sie hätten so manchen feinen Stich getan und hätten's getroffen, da könnt's ihnen nicht fehlen, sie müssten's auch hier treffen; der dritte war ein kleiner unnützer Springinsfeld, der nicht einmal sein Handwerk verstand, aber meinte, er müsste dabei Glück haben, denn woher sollt's ihm sonst kommen. Da sprachen die zwei anderen zu ihm: „Bleib nur zu Haus, du wirst mit deinem bisschen Verstande nicht weit kommen!" Das Schneiderlein ließ sich aber nicht irre machen und sagte, es hätte einmal seinen Kopf darauf gesetzt und wollte sich schon helfen, und ging dahin, als wäre die ganze Welt sein.

Da meldeten sich alle drei bei der Prinzessin und sagten, sie sollte ihnen ihr Rätsel vorlegen: es wären die rechten Leute angekommen, die hätten einen feinen Verstand, dass man ihn wohl in eine Nadel fädeln könnte. Da sprach die Prinzessin: „Ich habe zweierlei Haar auf dem Kopf, von was für Farben ist das?" „Wenn's weiter nichts ist", sagte der erste, „es wird schwarz und weiß sein, wie Tuch, das man Kümmel und Salz nennt." Die Prinzessin sprach „Falsch geraten, antworte der zweite." Da sagte der zweite: „Ist's nicht schwarz und weiß, so ist's braun und rot, wie meines Herrn Vaters Bratenrock." „Falsch geraten", sagte die Prinzessin, „antworte der dritte, dem seh ich's an, der weiß es sicherlich." Da trat das Schneiderlein keck hervor und sprach: „Die Prinzessin hat ein silbernes und ein goldenes Haar auf dem Kopf, und das sind die zweierlei Farben". Wie die Prinzessin das hörte, ward sie blass, und wäre vor Schrecken beinah hingefallen, denn das Schneiderlein hatte es getroffen, und sie hatte fest geglaubt, das würde kein Mensch auf der Welt herausbringen.

Sie konnte aber kein Wort mehr dagegen sagen, weil sie's öffentlich versprochen hatte, und der König ließ einen Wagen kommen.

Das Schneiderlein fuhr ruhig in die Kirche, und die Prinzessin ward ihm an die Hand getraut und lebte mit ihr vergnügt wie eine Heidlerche. Wer's nicht glaubt, bezahlt einen Taler.

(Gebrüder Grimm, gekürzte Fassung)

Arbeitsmaterialien

4

Kopiervorlage Übung 1: „Rätsel"

(in Anlehnung an Stengel und Ladner-Merz 2006; Knies et al. 1997; Jungmann 1995)

	Gegenteil von „reich" ↓	Gegenteil von „falsch" ↓	Gegenteil von „teuer" ↓	Gegenteil von „Anfang" ↓	Gegenteil von „nie" ↓	Gegenteil von „Leben" ↓
Lösung →						

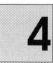

Kopiervorlage Alternative: „Linien verfolgen"

(in Anlehnung an SimA 1993; Beyer 1994)

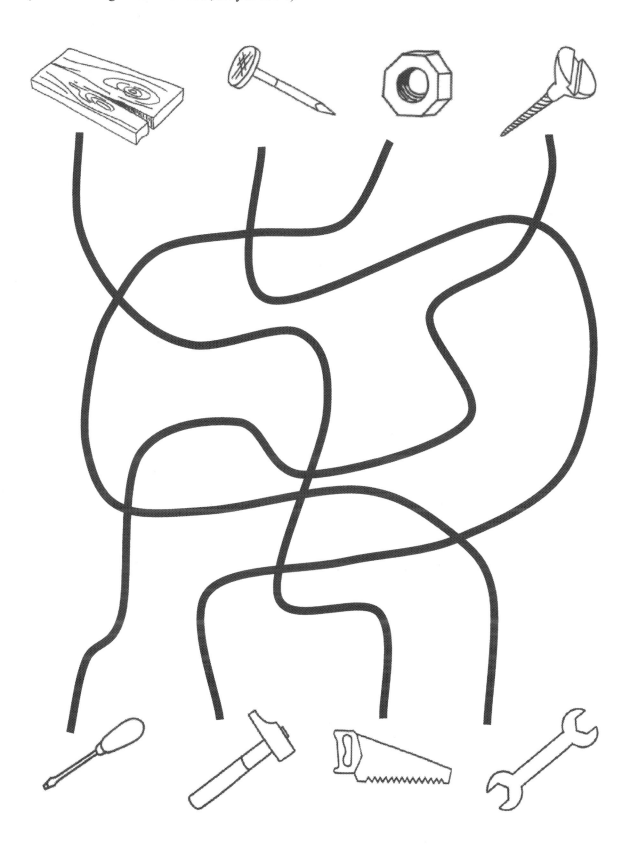

Kopiervorlage Entspannung: Märchen „Vom klugen Schneiderlein".

Vom klugen Schneiderlein

Es war einmal eine Prinzessin gewaltig stolz; kam ein Freier, so gab sie ihm etwas zu raten auf, und wenn er's nicht erraten konnte, so ward er mit Spott fortgeschickt. Sie ließ auch bekannt machen, wer ihr Rätsel löste, sollte sich mit ihr vermählen, und möchte kommen, wer da wollte. Endlich fanden sich auch drei Schneider zusammen, davon meinten die zwei ältesten, sie hätten so manchen feinen Stich getan und hätten's getroffen, da könnt's ihnen nicht fehlen, sie müssten's auch hier treffen; der dritte war ein kleiner unnützer Springinsfeld, der nicht einmal sein Handwerk verstand, aber meinte, er müsste dabei Glück haben, denn woher sollt's ihm sonst kommen. Da sprachen die zwei anderen zu ihm: „Bleib nur zu Haus, du wirst mit deinem bisschen Verstande nicht weit kommen!" Das Schneiderlein ließ sich aber nicht irre machen und sagte, es hätte einmal seinen Kopf darauf gesetzt und wollte sich schon helfen, und ging dahin, als wäre die ganze Welt sein.

Da meldeten sich alle drei bei der Prinzessin und sagten, sie sollte ihnen ihr Rätsel vorlegen: es wären die rechten Leute angekommen, die hätten einen feinen Verstand, dass man ihn wohl in eine Nadel fädeln könnte. Da sprach die Prinzessin: „Ich habe zweierlei Haar auf dem Kopf, von was für Farben ist das?" „Wenn's weiter nichts ist", sagte der erste, „es wird schwarz und weiß sein, wie Tuch, das man Kümmel und Salz nennt." Die Prinzessin sprach „Falsch geraten, antworte der zweite." Da sagte der zweite: „Ist's nicht schwarz und weiß, so ist's braun und rot, wie meines Herrn Vaters Bratenrock." „Falsch geraten", sagte die Prinzessin, „antworte der dritte, dem seh ich's an, der weiß es sicherlich."

Da trat das Schneiderlein keck hervor und sprach: „Die Prinzessin hat ein silbernes und ein goldenes Haar auf dem Kopf, und das sind die zweierlei Farben". Wie die Prinzessin das hörte, ward sie blass, und wäre vor Schrecken beinah hingefallen, denn das Schneiderlein hatte es getroffen, und sie hatte fest geglaubt, das würde kein Mensch auf der Welt herausbringen.

Sie konnte aber kein Wort mehr dagegen sagen, weil sie's öffentlich versprochen hatte, und der König ließ einen Wagen kommen.

Das Schneiderlein fuhr ruhig in die Kirche, und die Prinzessin ward ihm an die Hand getraut und lebte mit ihr vergnügt wie eine Heidlerche. Wer's nicht glaubt, bezahlt einen Taler.

(Gebrüder Grimm, gekürzte Fassung)

Therapieeinheit 5
„Körper"

Geräte- und Medienbedarf:

Aktivierender Teil

Absicht	Inhalt	Zeit-bedarf
A, K, ÜLZG	1. Textbearbeitung	5 Min.
Abruf LZG, KW, Stärkung der Identität, EE	2. Biographiearbeit	15 Min.

Alternativaufgaben

Abruf LZG	- Sprichwörter ergänzen	2 Min.
Abruf LZG, SE	- Lieder zum Thema	5 Min.
Abruf LZG, SD	- Wissensfragen	5 Min.
KW, Abruf LZG	- Fragen zum Thema	6 Min.

Entspannung

Absicht	Inhalt	Zeit-bedarf
Entspannung, Ausklang	Gedicht „Der Blinde und der Lahme" von Christian Fürchtegott Gellert	5 Min.

Übung 1: „Textbearbeitung"

(in Anlehnung an Trilling et al. 2001; Schaade 1998, 2008)

Der Gruppenleiter liest folgenden Textauszug aus Bredows Buch „Willst du glücklich sein im Leben" zum Thema Körper vor.

> „Ich lese Ihnen nun einen kurzen Text vor. Hier erzählt eine ältere Dame namens Nora, wie es ihr beim Einkaufen von Kleidung ergangen ist."

„Sie haben da ein Kostüm im Schaufenster", erklärte Nora in fast entschuldigenden Ton. „Das würde ich gern mal anprobieren."
Die Verkäuferin warf einen abschätzigen Blick auf Noras Figur. „Übergrößen führen wir nicht."
Ärgerlich über sich selbst, weil es dieser impertinenten Person gelungen war, sie einzuschüchtern, und mit dem niederschmetternden Gefühl, eine Tonne zu sein, verließ Nora das Geschäft. Marias köstliche Mehlspeisen und das bayerische Bier hatten ihre Spuren hinterlassen. Der Familienspruch *Woanders dickt's nicht* traf auf sie leider nicht zu. Dabei war sie mal ein spindeldürres kleines Mädchen gewesen. Bis sie eines Tages einer unverheirateten, kindersüchtigen Tante in die Hände fiel. Die hatte das „goldige Norachen" gleich zu sich geschleppt und sie mit allem verwöhnt, wonach deren Herz begehrte: Sahnebonbons und Zitronenküchlein, Hoppel-Poppel und Glibberspeise mit Sahne. Den Vater hatte fast der Schlag getroffen, als sie schwerfällig das Trittbrett der Kleinbahn herunterstieg. „Was haben sie denn mit dir gemacht?" Sogar die Pferde vor dem Kutschwagen wieherten erschrocken.
Seither musste Nora aufpassen, ihr Gewicht einigermaßen zu halten.

Im Anschluss daran bespricht der Gruppenleiter den Inhalt des Textes gemeinsam mit den Gruppenteilnehmern und wiederholt ihn.

> „Ich möchte mit Ihnen noch mal kurz zusammenfassen, was in dem Text alles stand. Ist Ihnen hier vielleicht etwas aus Ihrer Vergangenheit vertraut und bekannt vorgekommen?"

Der Gruppenleiter leitet dann zu den Erinnerungen der Gruppenteilnehmer über.

Übung 2: „Biographiearbeit"

(in Anlehnung an Schaade 1998, 2008; Osborn et al. 1997)

Der Gruppenleiter stellt die folgenden Fragen zur Biographie der Gruppenteilnehmer. Die Teilnehmer dürfen dann der Reihe nach auf die Fragen antworten.

> „Ich würde Ihnen nun gerne einige Fragen zu diesem Thema stellen. Sie dürfen erzählen, welche Erfahrungen Sie gemacht haben."

Wie sahen Sie als Kind aus?

Was hat Ihr Körper in Ihrem Leben mitgemacht?

Was für Krankheiten hatten Sie in Ihrem Leben?

Waren Sie im Krankenhaus?

Wie war Ihr Körper früher und wie ist er heute?

Womit haben Sie sich früher hübsch gemacht (Schminke, Frisur, Kleidung)?

Sahen Sie Ihren Eltern oder Geschwistern ähnlich?

Was gefällt Ihnen an Ihrem Körper gut?

Was gefällt Ihnen an Ihrem Körper überhaupt nicht?

Alternative: „Sprichwörter ergänzen"

(in Anlehnung an Stengel und Ladner-Merz 2007; Stengel 1993a, 1997, 2003; Knies et al. 1997; Oppolzer 1996)

Der Gruppenleiter liest den ersten Teil eines Sprichwortes vor. Die Gruppenteilnehmer ergänzen den zweiten Teil des Sprichwortes auf Zuruf.

> „Ich lese Ihnen den ersten Teil eines Sprichwortes vor. Sie dürfen dann das Sprichwort ergänzen. Rufen Sie mir die richtige Lösung einfach zu."

Eine Krähe... (...hackt der anderen kein Auge aus.)

Aus den Augen,... (...aus dem Sinn.)

Einem geschenkten Gaul... (...schaut man nicht ins Maul.)

Ein voller Bauch... (...studiert nicht gern.)

Was man nicht im Kopf hat,... (...muss man in den Beinen haben.)

Die Liebe geht durch den... (...Magen.)

Besser den Magen verrenkt,... (...als dem Wirt was geschenkt.)

Alternative: „Lieder zum Thema"

(in Anlehnung an Stengel und Ladner-Merz 2006; Oppolzer 1996; Normann 1994)

Körperteile

Die Gruppenteilnehmer dürfen sich nun Lieder überlegen, in denen Körperteile vorkommen. Diese dürfen sie dann auf Zuruf nennen. Den Teilnehmern sollte genügend Zeit zum Überlegen gelassen werden. Als Hilfestellung kann den Teilnehmern vom Gruppenleiter die Melodie des Liedes vorgesungen werden.

> „Ich würde nun gerne mit Ihnen gemeinsam nach Liedern suchen, in denen Körperteile vorkommen. Bitte überlegen Sie kurz und sagen mir dann, welche Lieder Ihnen dazu einfallen."

Wenn keine Lösungen kommen:

> „Ich summe Ihnen ein Lied vor. In diesem Lied kommt ein Körperteil vor. Kennen Sie es?"

Ein Lied nach Wahl wird den Teilnehmern vorgesummt. Diese Hilfestellung kann so oft wie nötig wiederholt werden.

Beispiele für Lösungen:

- *Ännchen von Tharau*
- *Mein Vater war ein Wandersmann*
- *Im Krug zum grünen Kranze*
- *Rote Rosen, rote Lippen*
- *Zeigt her Eure Füße*
- *Du, du liegst mir am Herzen*
- *So nimm denn meine Hände*
- *Ein Vogel wollte Hochzeit machen*
- *Wenn ich ein Vöglein wär*
- *Es waren zwei Königskinder*
- *Wahre Freundschaft*
- *Nun danket alle Gott*
- *Das Lieben bringt groß Freud*
- *Wenn alle Brünnlein fließen*
- *Die Gedanken sind frei*

Nun darf von den Teilnehmern noch ein Lied gewünscht und mit ihnen gesungen werden.

> „Nachdem wir so viele Lieder gefunden haben, dürfen Sie sich eines aussuchen. Dieses Lied werden wir dann alle gemeinsam singen."

Alternative: „Wissensfragen"

(in Anlehnung an Gatterer und Croy 2000; Fiedler 1994)

Der Gruppenleiter stellt die folgenden Fragen an die Gruppe. Findet die Gruppe nicht sofort die richtige Lösung, sollte der Gruppenleiter weitere Hilfen anbieten.

> „Ich möchte mit Ihnen nun einige Fragen besprechen, über die Sie wahrscheinlich gut Bescheid wissen. Trotzdem möchte ich Sie bitten, mit mir darüber nachzudenken, welche Lösungen, es zu diesen Fragen gibt."

Was schlägt circa 80 mal in der Minute und hält uns am Leben?	Herz
Womit denken wir?	Gehirn
Womit kauen wir?	Zähne
Womit laufen wir?	Beine
Womit schreiben wir?	Händen
Womit sehen wir?	Augen
Womit hören wir?	Ohren
Womit fühlen wir?	Haut
Womit riechen wir?	Nase
Womit reden wir?	Mund

Alternative: „Fragen zum Thema"

(in Anlehnung an Halbach o.J.; Gatterer und Croy 2000)

Der Gruppenleiter bittet die Teilnehmer durch Zeigen oder Beschreiben die Lokalisation des Körperteils oder des Organs, nach dem gefragt ist, zu nennen.
Im Anschluss daran sollen alle Gruppenteilnehmer, an ihrem eigenen Körper, die genannte Stelle berühren.

„Ich stelle Ihnen nun Fragen wo sich bestimmte Körperteile oder auch Organe befinden. Ich würde Sie bitten, mir an Ihrem Körper zu zeigen, wo sich der Körperteil befindet. Wenn wir dies herausgefunden haben, würde ich Sie bitten, dass jeder von Ihnen an seinem eigenen Körper mal dorthin greift."

Bitte zeigen sie mir Ihren linken Fuß.

Bitte zeigen sie mir Ihren rechten Arm.

Wo befindet sich Ihr Gehirn?

Wo befindet sich Ihre Lunge?

Wo befindet sich Ihr Magen?

Bitte zeigen sie mir Ihren kleinen Finger.

Wo befindet sich Ihr Herz?

Bitte zeigen sie mir Ihren Rücken.

Bitte zeigen sie mir Ihr rechtes Knie.

Bitte zeigen sie mir Ihr linkes Ohr.

Wo befinden sich Ihre Nieren?

Bitte zeigen sie mir Ihre Hüften.

Entspannung: Gedicht „Der Blinde und der Lahme"

Der Gruppenleiter liest zum Abschluss der Stunde das Gedicht „Der Blinde und der Lahme" von Christian Fürchtegott Gellert vor. Nach Bedarf kann das Gedicht auch kopiert werden und den Gruppenteilnehmern mitgegeben werden.

> „Zum Abschluss der heutigen Stunde möchte ich Ihnen ein Gedicht vorlesen. Es heißt „Der Blinde und der Lahme" und ist von Christian Fürchtegott Gellert."

Der Blinde und der Lahme

Von ungefähr muss einen Blinden
Ein Lahmer auf der Straße finden,
Und jener hofft schon freudenvoll,
Dass ihn der andre leiten soll.

„Dir", spricht der Lahme, „beizustehen?
Ich armer Mann kann selbst nicht gehen;
Doch scheint's, dass du zu einer Last
Noch sehr gesunde Schultern hast.

Entschließe dich, mich fortzutragen,
So will ich dir die Stege sagen:
So wird dein starker Fuß mein Bein,
Mein helles Auge deines sein."

Der Lahme hängt mit seinen Krücken
Sich auf des Blinden breiten Rücken.
Vereint wirkt also dieses Paar,
Was einzeln keinem möglich war.

Du hast das nicht, was andre haben,
Und andern mangeln deine Gaben;
Aus dieser Unvollkommenheit
Entspringet die Geselligkeit.

Wenn jenem nicht die Gabe fehlte,
Die die Natur für mich erwählte,
So würd er nur für sich allein
Und nicht für mich bekümmert sein.

Beschwer die Götter nicht mit Klagen!
Der Vorteil, den sie dir versagen
Und jenem schenken, wird gemein,
Wir dürfen nur gesellig sein.

(Christian Fürchtegott Gellert)

Arbeitsmaterialien

Biographieorientierte Aktivierung mit SimA®-P

Kopiervorlage Entspannung: Gedicht „Der Blinde und der Lahme"

Der Blinde und der Lahme

Von ungefähr muss einen Blinden
Ein Lahmer auf der Straße finden,
Und jener hofft schon freudenvoll,
Dass ihn der andre leiten soll.

„Dir", spricht der Lahme, „beizustehen?
Ich armer Mann kann selbst nicht gehen;
Doch scheint's, dass du zu einer Last
Noch sehr gesunde Schultern hast.

Entschließe dich, mich fortzutragen,
So will ich dir die Stege sagen:
So wird dein starker Fuß mein Bein,
Mein helles Auge deines sein."

Der Lahme hängt mit seinen Krücken
Sich auf des Blinden breiten Rücken.
Vereint wirkt also dieses Paar,
Was einzeln keinem möglich war.

Du hast das nicht, was andre haben,
Und andern mangeln deine Gaben;
Aus dieser Unvollkommenheit
Entspringet die Geselligkeit.

Wenn jenem nicht die Gabe fehlte,
Die die Natur für mich erwählte,
So würd er nur für sich allein
Und nicht für mich bekümmert sein.

Beschwer die Götter nicht mit Klagen!
Der Vorteil, den sie dir versagen
Und jenem schenken, wird gemein,
Wir dürfen nur gesellig sein.

(Christian Fürchtegott Gellert)

86

Therapieeinheit 6
„Getränke"

Geräte- und Medienbedarf:

- ein Trinkglas pro Teilnehmer
- unterschiedliche Getränke: Wasser, Traubensaft, Zitronensaft, Orangensaft...
- Flipchart und Stifte
- unterschiedliche Gläser: Tasse, Weizenglas, Saftglas, Weinglas, Schnapsglas...

Aktivierender Teil

Absicht	Inhalt	Zeit-bedarf
GW, VW, Abruf LZG	1. Wahrnehmungsübung	7 Min.
Abruf LZG, Stärkung der Identität, EE	2. Biographiearbeit	13 Min.

Alternativaufgaben

Abruf LZG	- Aufzählung und Unterscheidung	6 Min.
Abruf LZG	- Sprichwörter ergänzen	2 Min.
Abruf LZG, SE	- Lieder zum Thema	3 Min.
Abruf LZG, TW	- Wahrnehmungsübung – Gläser und Getränke	6 Min.

Entspannung

Absicht	Inhalt	Zeit-bedarf
Entspannung, Ausklang	Geschichte „Die Johannistraube" von Michael Bauer	10 Min.

Übung 1: „Wahrnehmungsübung"

(in Anlehnung an Eisenburger 1998; Hanna und Hanna 1998)

Getränke

Der Gruppenleiter schenkt jedem Teilnehmer nacheinander einen Schluck der mitgebrachten Getränke in ein vorbereitetes Glas. Die Teilnehmer werden gebeten, die Getränke bewusst im Mund zu probieren und langsam zu trinken, um den Geschmack zu erfahren.

> „Ich schenke Ihnen nun ein Getränk in Ihr Glas. Ich würde Sie bitten, diesen Schluck zu probieren. Lassen Sie das Getränk ruhig einige Sekunden in Ihrem Mund. Versuchen Sie zu beschreiben, wie das Getränk schmeckt."

(kurze Pause)

> „Wie schmeckt Ihnen das Getränk?" „Erinnert Sie dieser Geschmack an irgendetwas?" „Welches Getränk ist dies?"

In dem gleichen Schema werden auch die anderen Getränke zum Probieren gereicht.

Übung 2: „Biographiearbeit"

(in Anlehnung an Schaade 1998, 2008; Osborn et al. 1997)

Der Gruppenleiter stellt die folgenden Fragen zur Biographie der Gruppenteilnehmer. Die Teilnehmer sollen dann der Reihe nach auf die Fragen antworten.

> „Ich würde Ihnen nun gerne einige Fragen zu diesem Thema stellen. Sie dürfen erzählen, welche Erfahrungen Sie gemacht haben."

Was ist Ihr Lieblingsgetränk?

Was haben Sie früher häufig getrunken?

Welche Auswahl an Getränken gab es früher?

Woher kamen die Getränke?

Haben Sie selbst Getränke zubereitet, und wenn ja, wie ging das?

Alternative: „Aufzählung und Unterscheidung"

(in Anlehnung an Stengel und Ladner-Merz 2006; Oppolzer 1996; Fiedler 1994; Halbach o.J)

Der Gruppenleiter stellt die vorgegebenen Fragen an die Gruppe. Er sammelt die mündlichen Antworten. Bei Bedarf können die gegebenen Antworten an die Flipchart geschrieben werden.

> „Ich stelle Ihnen nun unterschiedliche Fragen. Sie dürfen mir dann die Antworten, die Ihnen zu der gestellten Frage einfallen, zurufen."

Welche Getränke kennen Sie?
z.B. Tee, Kaffee, Wasser, Limo, Apfelsaft, Orangensaft, Bier, Schnaps, Wein, Cola…

Welches sind alkoholische Getränke?
z.B. Weizen, Pils, Weißwein, Rotwein, Likör, Schnaps, Amaretto…

Welche Getränke trinkt man warm?
z.B. Früchtetee, Kaffee, heiße Milch, heißer Kakao, Schwarztee, Kräutertee, Espresso, Capuccino, Mokka…

Welche Getränke trinkt man kalt?
z.B. Limo, Bier, Saft, Milch, Wein, Cola…

Alternative: „Sprichwörter ergänzen"

(in Anlehnung an Stengel und Ladner-Merz 2007; Stengel 1993a, 1997, 2003; Knies et al. 1997; Oppolzer 1996)

Der Gruppenleiter liest den ersten Teil eines Sprichwortes vor. Die Gruppenteilnehmer ergänzen den zweiten Teil des Sprichwortes auf Zuruf.

> „Ich lese Ihnen den ersten Teil eines Sprichwortes vor. Sie dürfen dann das Sprichwort ergänzen. Rufen Sie mir die richtige Lösung einfach zu."

Stille Wasser… (…gründen tief.)

Es wird überall nur mit Wasser… (…gekocht.)

Bier auf Wein,… (…das ass ein.) s

Wein auf Bier,… (…das rat ich dir.)

Im Wein liegt die… (…Wahrheit.)

Alternative: „Lieder zum Thema"

(in Anlehnung an Stengel und Ladner-Merz 2006; Oppolzer 1996; Normann 1994)

Getränke oder Flüssigkeiten

Die Gruppenteilnehmer dürfen sich nun Lieder überlegen, in denen Getränke oder Flüssigkeiten vorkommen. Diese dürfen sie dann auf Zuruf nennen. Den Teilnehmern sollte genügend Zeit zum Überlegen gelassen werden. Als Hilfestellung kann den Teilnehmern vom Gruppenleiter die Melodie des Liedes vorgesungen werden.

> „Ich würde nun gerne mit Ihnen gemeinsam nach Liedern suchen, in denen Getränke oder Flüssigkeiten vorkommen. Bitte überlegen Sie kurz und sagen mir dann, welche Lieder Ihnen dazu einfallen."

Wenn keine Lösungen kommen:

> „Ich summe Ihnen ein Lied vor. In diesem Lied kommt ein Getränk oder eine Flüssigkeit vor. Kennen Sie es?"

Ein Lied nach Wahl wird den Teilnehmern vorgesummt. Diese Hilfestellung kann so oft wie nötig wiederholt werden.

Beispiele für Lösungen:

- *Auf der Lüneburger Heide*
- *Wenn das Wasser im Rhein goldner Wein wär*
- *Wenn alle Brünnlein fließen*
- *Wahre Freundschaft soll nicht wanken*
- *Im Krug zum grünen Kranze*
- *Wohlauf die Luft geht frisch und rein*
- *Es gibt kein Bier auf Hawaii*
- *Und in dem Schneegebirge*
- *Im Wald und auf der Heide*
- *Hoch auf dem gelben Wagen*
- *Lustig ist das Zigeunerleben*

Nun darf von den Teilnehmern noch ein Lied gewünscht und mit ihnen gesungen werden.

> „Nachdem wir so viele Lieder gefunden haben, dürfen Sie sich eines aussuchen. Dieses Lied werden wir dann alle gemeinsam singen."

Alternative: „Wahrnehmungsübung"

(in Anlehnung an Eisenburger 1998; Hanna und Hanna 1998)

Gläser und Getränke

Der Gruppenleiter zeigt den Teilnehmern die mitgebrachten Gläser. Dann gibt er die Gläser nacheinander in die Gruppe, so dass sie jeder befühlen kann. Wenn jemand erkannt hat, was man aus dem Glas trinkt, darf er dies nennen.

„Ich zeige Ihnen nun einige Gläser, aus denen man unterschiedliche Getränke trinkt."

Der Gruppenleiter zeigt die Gläser und reicht sie nacheinander herum.

„Ich gebe Ihnen nun die Gläser und Sie dürfen die Gläser mal anfassen und fühlen, wie sie in der Hand liegen und wie man sie hält. Wenn Sie erkannt haben, was man aus welchem Glas trinkt, dürfen Sie mir die Lösung einfach zurufen."

„Hatten Sie früher auch schon unterschiedliche Gläser für unterschiedliche Getränke?"

Entspannung: Geschichte „Die Johannistraube"

Der Gruppenleiter liest zum Abschluss der Stunde die Geschichte „Die Johannistraube" vor. Nach Bedarf kann die Geschichte auch kopiert werden und den Gruppenteilnehmern mitgegeben werden.

> „Zum Abschluss der heutigen Stunde möchte ich Ihnen eine Geschichte vorlesen. Auch in dieser Geschichte kommt ein Getränk vor. Es heißt „Die Johannistraube". Vielleicht haben Sie sie auch schon mal gehört."

Die Johannistraube

Johannes der Täufer war auf seinen Wanderungen durch die heiße, trockene Wüste in ein abgelegenes Felsental gekommen. Dort schien die Erde an manchen Stellen ein wenig Wasser zu hegen, denn vereinzelte grüne Sträucher und sogar ein paar wilde, freilich unfruchtbare Weinreben waren hervor gesprosst. Es dauerte auch nicht lange, so stieß er auf ein Zelt, das arme Hirten aufgeschlagen hatten, deren wenige Ziegen und Schafe an den steinigen Hängen herumkletterten.

Weil es schon Abend war, fragte Johannes, ob er im Zelt mit übernachten dürfe, und die Hirten gewährten das gerne. Sie ließen ihn an ihrem bescheidenen Mahl teilhaben, und am anderen Morgen durfte er erst weiterwandern, nachdem er ein Schälchen Milch mit ihnen getrunken hatte. Sie gaben alles in so freundlicher, herzlicher Art, dass Johannes bei sich beschloss, ihnen ein Geschenk zu hinterlassen. «Bringt mir eine von den Weinreben, wie sie an den Felsen wachsen!» sprach er zu den Hirten; «ich will sie segnen, dass sie auch in dieser Wildnis Trauben tragen sollen!».

Nun waren die Hirten gutmütige, gastfreundliche Leute, die den Büßer bewirtet hatten, wie sie es an jedem Fremdling getan hätten. Den Gottesmann hatten sie nicht in ihm erkannt. Sie machten sich darum heimlich lustig über seine Absicht, eine Weinrebe zu segnen. Und der eine, der hinausgegangen war, brachte in übermütigem Spott keine Weinranke, sondern den Ast irgendeines der wilden Gesträuche in der Nähe. Johannes tat, als merke er nichts. Er nahm den Zweig in die Hand, sprach sein Gebet über ihm und ging.

Wie sehr aber hatten die Hirten bald nachher Grund zum Erstaunen! Eines Tages fanden sie die Zweige, die der Heilige gesegnet hatte, dicht behangen mit feinen roten Träubchen. Und als sie die Beeren versuchten, waren diese von köstlichem Geschmack und überaus durststillend. Und immer mehr lernten sie das Wunder schätzen, als sie merkten, dass das Sträuchlein Jahr um Jahr seine Ernte brachte, reichlich und gut, wenig bekümmert darum, ob es auf fruchtbarem Boden gestanden und ob die Witterung günstig gewesen sei. Wie wenn es seine unaufhörliche Dankbarkeit für den empfangenen Segen damit beweisen wolle.

Heute noch nennt man in Erinnerung an den Wohltäter die Beeren Johannisbeeren oder in manchen Gegenden Johannistrauben.

(Michael Bauer)

Arbeitsmaterialien

Kopiervorlage Entspannung: Geschichte „Die Johannistraube"

Die Johannistraube

Johannes der Täufer war auf seinen Wanderungen durch die heiße, trockene Wüste in ein abgelegenes Felsental gekommen. Dort schien die Erde an manchen Stellen ein wenig Wasser zu hegen, denn vereinzelte grüne Sträucher und sogar ein paar wilde, freilich unfruchtbare Weinreben waren hervor gesprosst. Es dauerte auch nicht lange, so stieß er auf ein Zelt, das arme Hirten aufgeschlagen hatten, deren wenige Ziegen und Schafe an den steinigen Hängen herumkletterten.

Weil es schon Abend war, fragte Johannes, ob er im Zelt mit übernachten dürfe, und die Hirten gewährten das gerne. Sie ließen ihn an ihrem bescheidenen Mahl teilhaben, und am anderen Morgen durfte er erst weiterwandern, nachdem er ein Schälchen Milch mit ihnen getrunken hatte. Sie gaben alles in so freundlicher, herzlicher Art, dass Johannes bei sich beschloss, ihnen ein Geschenk zu hinterlassen. «Bringt mir eine von den Weinreben, wie sie an den Felsen wachsen!» sprach er zu den Hirten; «ich will sie segnen, dass sie auch in dieser Wildnis Trauben tragen sollen!».

Nun waren die Hirten gutmütige, gastfreundliche Leute, die den Büßer bewirtet hatten, wie sie es an jedem Fremdling getan hätten. Den Gottesmann hatten sie nicht in ihm erkannt. Sie machten sich darum heimlich lustig über seine Absicht, eine Weinrebe zu segnen. Und der eine, der hinausgegangen war, brachte in übermütigem Spott keine Weinranke, sondern den Ast irgendeines der wilden Gesträuche in der Nähe. Johannes tat, als merke er nichts. Er nahm den Zweig in die Hand, sprach sein Gebet über ihm und ging.

Wie sehr aber hatten die Hirten bald nachher Grund zum Erstaunen! Eines Tages fanden sie die Zweige, die der Heilige gesegnet hatte, dicht behangen mit feinen roten Träubchen. Und als sie die Beeren versuchten, waren diese von köstlichem Geschmack und überaus durststillend. Und immer mehr lernten sie das Wunder schätzen, als sie merkten, dass das Sträuchlein Jahr um Jahr seine Ernte brachte, reichlich und gut, wenig bekümmert darum, ob es auf fruchtbarem Boden gestanden und ob die Witterung günstig gewesen sei. Wie wenn es seine unaufhörliche Dankbarkeit für den empfangenen Segen damit beweisen wolle.

Heute noch nennt man in Erinnerung an den Wohltäter die Beeren Johannisbeeren oder in manchen Gegenden Johannistrauben.

(Michael Bauer)

Therapieeinheit 7
„Früchte"

Geräte- und Medienbedarf:

- Anschauungsmaterial: Marmelade, Obststiegen, Flotte Lotte, Geräte zum Entkernen von Äpfeln oder Kirschen...
- Flipchart und Stifte

Aktivierender Teil

Absicht	Inhalt	Zeit-bedarf
VW, TW, GW, Abruf LZG	1. Wahrnehmungsübung	5 Min.
Abruf LZG, Stärkung der Identität, EE	2. Biographiearbeit	15 Min.

Alternativaufgaben

Abruf LZG, SD	- Aufzählung und Unterscheidung	7 Min.
K, A, SG, Abruf LZG	- Drei Begriffe	9 Min.
Abruf LZG, SG, SD	- Umschreibungen	5 Min.

Entspannung

Absicht	Inhalt	Zeit-bedarf
Entspannung, Ausklang	Gedicht „Früchte und Früchtchen" von Hermann Josef Coenen	7 Min.

Übung 1: „Wahrnehmungsübung"

(in Anlehnung an Eisenburger 1998; Hanna und Hanna 1998)

Früchte

Der Gruppenleiter zeigt den Teilnehmern die mitgebrachten Gegenstände. Ersatzweise können auch andere mit Früchten in Zusammenhang stehende Gegenstände mitgebracht werden. Dann gibt er die Gegenstände nacheinander in die Gruppe, so dass jeder sie befühlen kann. Wenn jemand einen Gegenstand erkannt hat, darf er diesen Gegenstand benennen.

„Ich zeige Ihnen nun einige Gegenstände, die mit Früchten zu tun haben. Vielleicht kennen Sie den einen oder anderen Gegenstand. Wer ihn erkannt hat, darf uns sagen, worum es sich handelt und was man damit tun kann."

Der Gruppenleiter zeigt die Gegenstände:
Obststiegen, Einweckgläser, Flotte Lotte, Marmelade, Entsafter, Küchengeräte zum Entkernen von Äpfeln oder Kirschen

Übung 2: „Biographiearbeit"

(in Anlehnung an Schaade 1998, 2008; Osborn et al. 1997)

Der Gruppenleiter stellt die folgenden Fragen zur Biographie der Gruppenteilnehmer. Die Teilnehmer dürfen dann der Reihe nach auf die Fragen antworten.

„Sicherlich sind Sie in Ihrem Leben häufig mit Früchten in Berührung gekommen. Vielleicht hatten Sie sogar selbst einen Garten in dem Sie Früchte ernten konnten.
Ich würde Ihnen nun gerne einige Fragen zu diesem Thema stellen. Sie dürfen erzählen, welche Erfahrungen Sie gemacht haben."

Was sind Ihre Lieblingsfrüchte?

Was wurde früher mit Früchten gemacht? (Verwendungs- und Rezeptideen)

Haben sie selbst Früchte angebaut, geerntet?

Alternative: „Aufzählung und Unterscheidung"

(in Anlehnung an Stengel und Ladner-Merz 2006; Oppolzer 1996; Fiedler 1994; Halbach o.J)

Der Gruppenleiter stellt die vorgegebenen Fragen an die Gruppe. Er sammelt die mündlichen Antworten. Bei Bedarf können die gegebenen Antworten an die Flipchart geschrieben werden.

> „Ich stelle Ihnen nun unterschiedliche Fragen. Sie dürfen mir dann die Antworten zurufen."

Welche Früchte kennen Sie?

z.B. Erdbeeren, Äpfel, Johannisbeeren, Kirschen, Pfirsiche, Himbeeren, Brombeeren, Honigmelone, Zitrone, Äpfel, Wassermelone, Stachelbeeren, Weintrauben, Schwarzbeeren, Zwetschgen, schwarze Johannisbeeren, Heidelbeeren, Schlehen, Bananen, Birnen…

> „Überlegen Sie nun bitte gemeinsam mit mir:"

Welche Früchte wachsen in fremden Ländern?

z.B. Pfirsiche, Honigmelone, Zitrone, Wassermelone, Bananen, Ananas, Kiwi, Orange, Mandarine, Aprikose…

Welche Früchte wachsen in Deutschland?

z.B. Erdbeeren, Äpfel, Birnen, Johannisbeeren, Kirschen, Himbeeren, Brombeeren, Stachelbeeren, Weintrauben, Schwarzbeeren, Zwetschgen, Heidelbeeren…

Alternative: „Drei Begriffe"

(in Anlehnung an Stengel und Ladner-Merz 2007, 2006; Stengel 1984, 1993a, 1997; Knies et al. 1997; Halbach o.J.)

Der Gruppenleiter nennt drei unterschiedliche Früchte. Die Teilnehmer dürfen unter diesen Früchten die richtige Antwort auf die gestellte Frage aussuchen.
Sollte dies zu schwierig sein, können die drei Antwortmöglichkeiten auch an die Flipchart geschrieben und dann gemeinsam überlegt werden, welche Antwort auf die jeweilige Frage zutreffend ist.

> „Ich nenne Ihnen nun drei unterschiedliche Früchte. Dann stelle ich Ihnen eine Frage. Sie dürfen die Frage dann beantworten, indem sie sich für eine der genannten Früchte entscheiden. Ich nenne Ihnen ein Beispiel:"

Kirsche – Erdbeere – Zwetschge
Welche Frucht ist nicht rot?   Zwetschge

> „Und jetzt geht es weiter:"

Banane – Orange – Pflaume
Welche Frucht hat einen Stein?   Pflaume

Weintraube – Erdbeere – Apfel
Was wächst auf dem aum?B   Apfel

Orange – Mandarine – Kirsche
Welche Frucht ist nicht orange?   Kirsche

Birne – Apfel – Zitrone
Welche Frucht schmeckt auer? s   Zitrone

Erdbeere – Kirsche – Apfel
Welche Frucht ist die größte?   Apfel

7

Alternative: „Umschreibungen"

(in Anlehnung an Stengel und Ladner-Merz 2006; Halbach 1998; Stengel 1997; Labisch und Lepping 1996)

Der Gruppenleiter umschreibt eine Frucht, die zusammen mit den Gruppenteilnehmern dann gedanklich gesucht wird.

„Ich beschreibe Ihnen nun eine Frucht, die bestimmte Eigenschaften hat. Wir suchen dann gemeinsam danach, welche Frucht wohl gemeint sein könnte."

Gesucht wird eine Frucht, die blau oder weiß sein kann und aus der Saft oder Wein gewonnen wird.
→ *Weintraube*

Gesucht wird eine Frucht, die eine gelbe Farbe hat und sehr sauer ist.
→ *Zitrone*

Gesucht wird eine Frucht, die rot ist und einen Kern hat.
→ *Kirsche*

Gesucht wird eine Frucht, die rot, gelb oder grün sein kann und die im Strudel verarbeitet werden kann.
→ *Apfel*

Gesucht wird eine Frucht, die gerne als Marmelade eingekocht wird.
→ *Kirsche oder Erdbeere*

Entspannung: Gedicht „Früchte und Früchtchen"

Der Gruppenleiter liest zum Abschluss der Stunde das Gedicht „Früchte und Früchtchen" von Hermann Josef Coenen vor. Nach Bedarf kann das Gedicht auch kopiert werden und den Gruppenteilnehmern mitgegeben werden.

> „Zum Abschluss der heutigen Stunde möchte ich Ihnen ein Gedicht vorlesen. Auch in diesem Gedicht kommen Früchte vor. Es heißt „Früchte und Früchtchen". Der Verfasser ist Hermann Josef Coenen."

Früchte und Früchtchen

Viele Früchte sind in Gottes Obstkorb
Und eines dieser Früchtchen, das bin ich.

Manche sind wie Stachelbeeren:
herb und sauer,
andere zuckersüß wie griechische Rosinen.
Manche sind wie hochgewachsene
Stangenbohnen,
andere rund und mollig wie ein Kürbis.
Manche sind geröstet, braun wie Kaffee
bohnen,
andere vornehm bleich wie Blumenkohl.
Manche, die sind scharf
wie Paprika und Curry,
andere zart, verhalten im Aroma.
Manche, die sind spritzig, saftig
wie ein Pfirsich,
andere sind trockenes Dörrobst, extra dry.
Manche, die sind kernig, knackig
so wie Nüsse,
andre muss man schälen unter Tränen
wie die Zwiebeln.
Manche, die sind Alltagsfrüchte,
wie Kartoffeln,
andere wollen was Besonderes sein:
wie Mangos oder Kiwis.
Manche jucken dich und kitzeln
wie die Hagebutten,
andere hinterlassen bitteren Nachgeschmack.
Manche, die sind giftig, trotz der schönen
Farben,
andere sind wie Medizin:
sie tun ganz einfach gut.

Manche Früchte hängen hoch,
schwer zu erreichen,
andere muss man unten suchen
und sich bücken.
Manche gibt's, die brauchen lange,
um zu reifen.
Andere sind frühreif – oder werden
niemals reif.
Manche werden faul schon auf den Bäumen,
oder sie sind hohl von innen, taube Nüsse.
Manche gibt's im Sonderangebot sehr billig,
und andere sind mit Geld nicht zu bezahlen.
Manche sind wie „Aufgesetzter",
wie ein Rumtopf:
Nur genießbar unter Alkohol.
Manche haben eine harte, raue Schale,
doch darunter einen weichen, süßen Kern.
Manche, die sind wirklich ungenießbar:
Ganz geschmacklos – oder muffig –
oder faul.
Manche sind das Hauptgericht in unserem
Leben, andere eher Nachtisch:
Wie Kompott flambiert.
Jede Frucht schmeckt anders: du und ich.

Viele Früchte sind in Gottes Obstkorb.
Und eines dieser Früchtchen, das bin ich.

(Hermann Josef Coenen)

Arbeitsmaterialien

Kopiervorlage Entspannung: Gedicht „Früchte und Früchtchen"

Früchte und Früchtchen

Viele Früchte sind in Gottes Obstkorb
Und eines dieser Früchtchen, das bin ich.

Manche sind wie Stachelbeeren: herb und sauer,
andere zuckersüß wie griechische Rosinen.

Manche sind wie hochgewachsene Stangenbohnen,
andere rund und mollig wie ein Kürbis.

Manche sind geröstet, braun wie Kaffeebohnen,
andere vornehm bleich wie Blumenkohl.

Manche, die sind scharf wie Paprika und Curry,
andere zart, verhalten im Aroma.

Manche, die sind spritzig, saftig wie ein Pfirsich,
andere sind trockenes Dörrobst, extra dry.

Manche, die sind kernig, knackig so wie Nüsse,
andre muss man schälen unter Tränen wie die Zwiebeln.

Manche, die sind Alltagsfrüchte, wie Kartoffeln,
andere wollen was Besonderes sein: wie Mangos oder Kiwis.

Manche jucken dich und kitzeln wie die Hagebutten,
andere hinterlassen bitteren Nachgeschmack.

Manche, die sind giftig, trotz der schönen Farben,
andere sind wie Medizin: sie tun ganz einfach gut.

Manche Früchte hängen hoch, schwer zu erreichen,
andere muss man unten suchen und sich bücken.

Manche gibt's, die brauchen lange, um zu reifen.
Andere sind frühreif – oder werden niemals reif.

Manche werden faul schon auf den Bäumen,
oder sie sind hohl von innen, taube Nüsse.

Manche gibt's im Sonderangebot sehr billig,
und andere sind mit Geld nicht zu bezahlen.

Manche sind wie „Aufgesetzter", wie ein Rumtopf:
Nur genießbar unter Alkohol.

Manche haben eine harte, raue Schale,
doch darunter einen weichen, süßen Kern.

Manche, die sind wirklich ungenießbar:
Ganz geschmacklos – oder muffig – oder faul.

Manche sind das Hauptgericht in unserem Leben,
andere eher Nachtisch: Wie Kompott flambiert.
Jede Frucht schmeckt anders: du und ich.

Viele Früchte sind in Gottes Obstkorb.
Und eines dieser Früchtchen, das bin ich.

(Hermann Josef Coenen)

Therapieeinheit 8
„Kleidung"

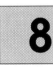

Geräte- und Medienbedarf:

- Anschauungsmaterial: Kleidungsstücke (z.B. Cordhose, Schürze, Kopftuch, Wollpullover, Baumwollunterwäsche, Feinstrumpfhose, Pelzmantel, Badehose...)
- Flipchart und Stifte

Aktivierender Teil

Absicht	Inhalt	Zeit-bedarf
VW, TW, Abruf LZG	1. Wahrnehmungsübung	7 Min.
Abruf LZG, Stärkung der Identität, EE	2. Biographiearbeit	13 Min.

Alternativaufgaben

Abruf LZG, SD	- Unterscheidungen	4 Min.
Abruf LZG, SE	- Lieder zum Thema	4 Min.
Abruf LZG	- Sprichwörter ergänzen	1 Min.
Abruf LZG	- Aufzählung	5 Min.

Entspannung

Absicht	Inhalt	Zeit-bedarf
Entspannung, Ausklang	Märchen „Die Sterntaler" von den Gebrüdern Grimm	7 Min.

Übung 1: „Wahrnehmungsübung"

(in Anlehnung an Eisenburger 1998; Hanna und Hanna 1998)

Kleidung

Der Gruppenleiter zeigt den Gruppenteilnehmern Kleidungsstücke und reicht sie in der Gruppe herum. Der Gruppenleiter kann hier nach der Form des Kleidungsstückes fragen, nach dem Stoff und nach dem Kleidungsstück selbst. Wenn jemand ein Kleidungsstück oder den Stoff erkannt hat, darf er dies benennen.

> „Ich zeige Ihnen nun einige Kleidungsstücke."

Der Gruppenleiter zeigt z.B. folgende Kleidungsstücke und reicht sie nacheinander herum:
z.B. Cordhose, Kopftuch, Wollpullover, Baumwollunterwäsche, Küchenschürze, Feinstrumpfhose, Pelzkragen, Badehose...

> „Ich gebe Ihnen nun die Kleidungsstücke und Sie dürfen erfühlen, welche Form die Kleidungsstücke haben, aus welchem Stoff die Kleider gemacht sind, und welches Kleidungsstück dies ist. Wenn Sie ein Kleidungsstück erkannt haben, dürfen Sie mir die Lösung einfach zurufen. Auch wenn Sie wissen, aus welchem Stoff das Kleidungsstück ist, dürfen Sie mir dies sagen."

Übung 2: „Biographiearbeit"

(in Anlehnung an Schaade 1998, 2008; Osborn et al. 1997)

Der Gruppenleiter stellt die folgenden Fragen zur Biographie der Gruppenteilnehmer. Die Teilnehmer dürfen dann der Reihe nach auf die Fragen antworten.

> „Ich würde Ihnen nun gerne einige Fragen zu diesem Thema stellen. Sie dürfen erzählen, welche Erfahrungen Sie gemacht haben."

Welche Farben bevorzugen Sie bei Ihrer Kleidung?

Was haben Sie früher getragen, wenn Sie sich schön gemacht haben?

Was haben Sie sonntags getragen?

Was haben Sie zum Tanz angezogen?

Was haben Sie zur Arbeit getragen?

Was haben Sie angezogen, wenn jemand verstorben war?

Haben Sie Ihre Kleidung früher selbst genäht oder gekauft?

Haben Sie ein Kleidungsstück, das Sie besonders gerne tragen?

Alternative: „Unterscheidungen"

(in Anlehnung an Halbach o.J.; Oppolzer 1996)

Die Gruppenteilnehmer überlegen gemeinsam mit dem Gruppenleiter, wie die einzelnen Kleidungsstücke noch unterschieden werden können.

„Überlegen Sie nun bitte gemeinsam mit mir:"

Welche Kleidung trägt man speziell im Winter?
z.B. Handschuhe, Mütze, Mantel, warme Jacke, dicke Socken, Schal…

Welche Kleidung trägt man speziell im Sommer?
z.B. Badeanzug, Bikini, Badehose, kurze Hose, T-Shirts…

Was gehört zur Unterwäsche?
z.B. Unterhose, Unterhemd, BH, Boxer-Shorts, Mieder, Dessous…

Was tragen speziell nur die Männer?
z.B. Hemden, lange Unterhosen, Lederhosen, Krawatte, Sakko…

Was tragen speziell nur die Frauen?
z.B. Strapse, Röcke, Strumpfhosen, BH, Blusen, Dirndl…

Was kann man auf dem Kopf tragen?
z.B. Hut, Mütze, Kopftuch, Perücke, Turban…

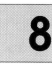

Alternative: „Lieder zum Thema"

(in Anlehnung an Stengel und Ladner-Merz 2006; Oppolzer 1996; Normann 1994)

Kleidungsstücke

Die Gruppenteilnehmer dürfen sich nun Lieder überlegen, in denen Kleidungsstücke vorkommen. Diese dürfen sie dann auf Zuruf nennen. Den Teilnehmern sollte genügend Zeit zum Überlegen gelassen werden. Als Hilfestellung kann den Teilnehmern vom Gruppenleiter die Melodie des Liedes vorgesungen werden.

> „Ich würde nun gerne mit Ihnen gemeinsam nach Liedern suchen, in denen Kleidungsstücke vorkommen. Bitte überlegen Sie kurz und sagen mir dann, welche Lieder Ihnen dazu einfallen."

Wenn keine Lösungen kommen:

> „Ich summe Ihnen ein Lied vor. In diesem Lied kommt ein Kleidungsstück vor. Kennen Sie es?"

Ein Lied nach Wahl wird den Teilnehmern vorgesummt. Diese Hilfestellung kann so oft wie nötig wiederholt werden.

Beispiele für Lösungen:

- *Heißa Kathreinerle, schnür' dir die Schuh*
- *Grün, grün, grün sind alle meine Kleider*
- *Mein Hut, der hat drei Ecken*
- *Ich kauf mir lieber einen Tirolerhut*
- *Ganz in weiß*
- *Mein Vater war ein Wandersmann*
- *Auf de schwäbsche Eisebahne*
- *Am Brunnen vor dem Tore*
- *Suse, liebe Suse, was raschelt im Stroh*
- *Ein Männlein steht im Walde*
- *Hänschen klein, ging allein*

Nun darf von den Teilnehmern noch ein Lied gewünscht und mit ihnen gesungen werden.

> „Nachdem wir so viele Lieder gefunden haben, dürfen Sie sich eines aussuchen. Dieses Lied werden wir dann alle gemeinsam singen."

Alternative: „Sprichwörter ergänzen"

(in Anlehnung an Stengel und Ladner-Merz 2007; Stengel 1993a, 1997, 2003; Knies et al. 1997; Oppolzer 1996)

Der Gruppenleiter liest den ersten Teil eines Sprichwortes vor. Die Gruppenteilnehmer ergänzen den zweiten Teil des Sprichwortes auf Zuruf.

„Ich lese Ihnen den ersten Teil eines Sprichwortes vor. Sie dürfen dann das Sprichwort ergänzen. Rufen Sie mir die richtige Lösung einfach zu."

Jemanden die Schuld...   (...in die Schuhe schieben.)

Kleider...   (...machen Leute.)

Doppelt genäht...   (...hält besser.)

Der Gruppenleiter kann hier nach der Bedeutung der Sprichwörter fragen.

„Können Sie mir sagen, was es bedeutet, wenn ich jemandem die Schuld in die Schuhe schieben will?"
„Was bedeutet das Sprichwort: Kleider machen Leute?"
„Was meint man, wenn man sagt: doppelt genäht hält besser?"

Alternative: „Aufzählung"

(in Anlehnung an Stengel und Ladner-Merz 2006, 2007; Oppolzer 1996; Fiedler 1994; Stengel 1993b)

Der Gruppenleiter stellt die vorgegebenen Fragen an die Gruppe. Er sammelt die mündlichen Antworten. Bei Bedarf können die gegebenen Antworten an die Flipchart geschrieben werden.

„Ich stelle Ihnen nun eine Frage. Sie dürfen mir dann die Antworten zurufen. Welche Kleidungsstücke fallen Ihnen ein?"

Welche Kleidungsstücke fallen Ihnen ein?
z.B. Pullover, Bluse, Hose, Rock, Strümpfe, Strumpfhosen, Unterhose, Unterhemd, Mütze, Mantel, Jacke, Handschuhe, T-Shirt, Hemd, Krawatte, Sakko…

Entspannung: Märchen „Die Sterntaler"

Der Gruppenleiter liest zum Abschluss der Stunde das Märchen „Die Sterntaler" von den Gebrüdern Grimm vor. Nach Bedarf kann das Gedicht auch kopiert werden und den Gruppenteilnehmern mitgegeben werden.

> „Zum Abschluss der heutigen Stunde möchte ich Ihnen ein Märchen vorlesen. Auch in diesem Märchen kommen Kleidungsstücke vor. Es heißt „Die Sterntaler" von den Gebrüdern Grimm. Sicherlich haben Sie es auch schon mal gehört."

Die Sterntaler

Es war einmal ein kleines Mädchen, dessen Vater und Mutter gestorben war. Es war so arm, dass es kein Kämmerchen mehr hatte, um darin zu wohnen, und kein Bettchen mehr besaß, in dem es schlafen konnte. Es hatte auch nur die Kleider, die es auf dem Leib trug, und zu essen besaß es nur ein Stückchen Brot, das ihm ein mitleidiger Mensch geschenkt hatte. Doch es war gut und fromm. Weil es von allen verlassen war, zog es im Vertrauen auf den lieben Gott hinaus auf das Feld. Da begegnete ihm ein armer Mann und sprach: „Ach, gib mir etwas zu essen, ich bin so hungrig!" Das Mädchen reichte ihm das ganze Brot und sagte: „Gott segne dir's", und ging danach gleich weiter. Dann kam ein Kind, das jammerte: „Es friert mich so an meinem Kopf, schenke mir etwas, damit ich ihn bedecken kann!" Da nahm das Mädchen seine Mütze ab und gab sie ihm. Nach einer Weile kam wieder ein Kind, das hatte kein Leibchen an und fror. Da gab es ihm seins. Als es weitergegangen war, bat ein anderes Kind um ein Röcklein. Auch das gab es hin. Endlich gelangte es in einem Wald. Es war inzwischen schon dunkel geworden, da begegnete ihm noch ein Kind und bat um ein Hemdlein. Das fromme Mädchen dachte: es ist so dunkel in der Nacht, da erkennt dich niemand, und du kannst dein Hemd getrost weggeben. Es zog das Hemd aus und verschenkte es auch noch. Als es nun gar nichts mehr hatte, fielen auf einmal die Sterne vom Himmel, und es waren lauter harte, blanke Taler, und obwohl es sein Hemdlein eben weggegeben hatte, trug es doch ein neues, das von allerfeinstem Linnen war. Das Mädchen sammelte die Taler ein und war reich für sein ganzes Leben.

(Gebrüder Grimm)

Arbeitsmaterialien

Kopiervorlage Entspannung: Märchen „Die Sterntaler"

Die Sterntaler

Es war einmal ein kleines Mädchen, dessen Vater und Mutter gestorben war. Es war so arm, dass es kein Kämmerchen mehr hatte, um darin zu wohnen, und kein Bettchen mehr besaß, in dem es schlafen konnte. Es hatte auch nur die Kleider, die es auf dem Leib trug, und zu essen besaß es nur ein Stückchen Brot, das ihm ein mitleidiger Mensch geschenkt hatte. Doch es war gut und fromm. Weil es von allen verlassen war, zog es im Vertrauen auf den lieben Gott hinaus auf das Feld. Da begegnete ihm ein armer Mann und sprach: „Ach, gib mir etwas zu essen, ich bin so hungrig!" Das Mädchen reichte ihm das ganze Brot und sagte: „Gott segne dir's", und ging danach gleich weiter. Dann kam ein Kind, das jammerte: „Es friert mich so an meinem Kopf, schenke mir etwas, damit ich ihn bedecken kann!" Da nahm das Mädchen seine Mütze ab und gab sie ihm. Nach einer Weile kam wieder ein Kind, das hatte kein Leibchen an und fror. Da gab es ihm seins. Als es weitergegangen war, bat ein anderes Kind um ein Röcklein. Auch das gab es hin. Endlich gelangte es in einem Wald. Es war inzwischen schon dunkel geworden, da begegnete ihm noch ein Kind und bat um ein Hemdlein. Das fromme Mädchen dachte: es ist so dunkel in der Nacht, da erkennt dich niemand, und du kannst dein Hemd getrost weggeben. Es zog das Hemd aus und verschenkte es auch noch. Als es nun gar nichts mehr hatte, fielen auf einmal die Sterne vom Himmel, und es waren lauter harte, blanke Taler, und obwohl es sein Hemdlein eben weggegeben hatte, trug es doch ein neues, das von allerfeinstem Linnen war. Das Mädchen sammelte die Taler ein und war reich für sein ganzes Leben.

(Gebrüder Grimm)

Therapieeinheit 9
„Sport"

Geräte- und Medienbedarf:

- Anschauungsmaterial: Gymnastikschuhe, Wanderstiefel, Wanderstock, Bälle, Tischtennisball und -schläger, Badeanzug, Springseil…
- Flipchart und Stifte

Aktivierender Teil

Absicht	Inhalt	Zeit-bedarf
VW, TW, Abruf LZG	1. Wahrnehmungsübung	7 Min.
Abruf LZG, Stärkung der Identität, EE	2. Biographiearbeit	13 Min.

Alternativaufgaben

Abruf LZG, SD	- Unterscheidungen	8 Min.
Abruf LZG	- Sprichwörter ergänzen	1 Min.
Abruf LZG, SD	- Rätsel	2 Min.
Abruf LZG	- Aufzählung	4 Min.

Entspannung

Absicht	Inhalt	Zeit-bedarf
Entspannung, Ausklang	Gedicht „Vom Büblein auf dem Eis" von Friedrich Güll	7 Min.

Übung 1: „Wahrnehmungsübung"

(in Anlehnung an Eisenburger 1998, Hanna und Hanna 1998)

Sportgeräte

Der Gruppenleiter zeigt den Teilnehmern die mitgebrachten Gegenstände (Schwerpunkte bei Turnen, Ballspiel, Wandern, Tanzen setzen). Ersatzweise können auch andere Sportgegenstände mitgebracht werden.

Dann gibt er diese nacheinander in die Gruppe, so dass jeder sie befühlen kann. Wenn jemand einen Sportgegenstand erkannt hat, darf er diesen Gegenstand benennen.

„Ich zeige Ihnen nun einige Gegenstände, die man für verschiedene Sportarten braucht."

Der Gruppenleiter zeigt die Gegenstände:

z.B. Gymnastikschuhe, Wanderstiefel, Wanderstock, Rucksack, Bälle, Tennisball, Skistock, Schlittschuh etc.

„Ich gebe Ihnen nun die Gegenstände und Sie dürfen diese anfassen und erfahren, wie sie sich anfühlen. Wenn Sie erkannt haben, um welchen Gegenstand es sich handelt, dürfen Sie mir die Lösung einfach zurufen. Und wenn Sie wissen, für welche Sportart dieser Gegenstand benötigt wird, dürfen Sie mir dies ebenfalls sagen."

Übung 2: „Biographiearbeit"

(in Anlehnung an Schaade 1998, 2008; Osborn et al. 1997)

Der Gruppenleiter stellt die folgenden Fragen zur Biographie der Gruppenteilnehmer. Die Teilnehmer dürfen dann der Reihe nach auf die Fragen antworten.

„Sicherlich haben Sie sich früher auch auf die eine oder die andere Art und Weise sportlich betätigt. Ich würde Ihnen nun gerne einige Fragen zu diesem Thema stellen. Sie dürfen erzählen, welche Erfahrungen Sie gemacht haben."

Waren Sie auf Tanzveranstaltungen (wenn ja, wie war das dort)?

Sind Sie Fahrrad gefahren? Wenn ja, welches Fahrrad hatten Sie denn?

Hatten Sie die Möglichkeit Sport zu treiben?

Sind Sie Ski gefahren?

Waren Sie in einem Sportverein aktiv?

Haben Sie Wanderungen unternommen?

Alternative: „Unterscheidungen"

(in Anlehnung an Halbach o.J., Oppolzer 1996)

Die Gruppenteilnehmer überlegen gemeinsam mit dem Gruppenleiter, wie die einzelnen Sportarten unterschieden werden können.

„Überlegen Sie nun bitte gemeinsam mit mir:"

Welche Sportarten betreibt man zu zweit?
z.B. Tennis, Tischtennis, Fechten, Schach…

Welche Sportarten betreibt man alleine?
z.B. Joggen, Laufen, Skispringen, Langlaufen, Schwimmen…

Welche Sportarten betreibt man in der Mannschaft?
z.B. Fußball, Handball, Eishockey, Basketball…

Welche Sportarten spielt man mit dem Ball?
z.B. Handball, Fußball, Basketball, Volleyball, Tennis, Tischtennis…

Welche Sportarten betreibt man im Winter?
z.B. Skispringen, Skifahren, Langlaufen, Rodeln, Schlittschuhlaufen…

Welche Sportarten betreibt man im Freien?
z.B. Fußball, Joggen, Radfahren, Skilaufen, Skispringen, Autorennen…

Welche Sportarten betreibt man in der Halle?
z.B. Hallenfußball, Handball, Eishockey, Basketball, Tischtennis…

Alternative: „Sprichwörter ergänzen"

(in Anlehnung an Stengel und Ladner-Merz 2007; Stengel 1993a, 1997, 2003; Knies et al. 1997; Oppolzer 1996)

Die Gruppenleiterin liest den ersten Teil eines Sprichwortes vor. Die Gruppenteilnehmer ergänzen den zweiten Teil des Sprichwortes auf Zuruf.

„Ich lese Ihnen den ersten Teil eines Sprichwortes vor. Sie dürfen dann das Sprichwort ergänzen. Rufen Sie mir die richtige Lösung einfach zu."

Wer rastet…	(…der rostet.)
Der Ball ist…	(…rund.)
Gegen den Strom…	(…schwimmen.)
Man kann nicht auf zwei…	(…Hochzeiten tanzen.)
Wenn dem Esel zu wohl ist…	(…geht er aufs Eis tanzen.)
Übung…	**(…macht den Meister.)**

Alternative: „Rätsel"

(in Anlehnung an Stengel und Ladner-Merz 2006; Knies et al. 1997; Jungmann 1995)

Der Gruppenleiter bereitet an der Flipchart entsprechend der Vorgabe das Rätsel vor. Dabei ist auf eine ausreichend große Schrift zu achten. Der Gruppenleiter stellt dann die vorgegebenen Fragen an die Gruppe. Er sammelt die mündlichen Antworten. Die gegebenen Antworten werden an die Flipchart geschrieben.

> „Ich stelle Ihnen nun unterschiedliche Fragen. Sie dürfen mir die Lösung dann einfach zurufen. Ich trage Ihre Lösungen dann hier auf dieses Blatt an der Tafel ein."

Jahreszeit nach dem Frühling?	Sommer
Mädchenspielzeug?	Puppe
Womit hört man?	Ohr
Stolze Blume?	Rose
Ehefrau des Onkels?	Tante

> „Die Anfangsbuchstaben der Lösungen ergeben nun ein Lösungswort und das Thema der Stunde. Wäre jemand von Ihnen so nett, mir das Lösungswort vorzulesen?"

Das Lösungswort wird zur Verdeutlichung noch mal an der Flipchart gezeigt.

Variante: Die Teilnehmer können das Rätsel auch selbständig auf dem Arbeitsblatt ausfüllen. Hierzu genügend Stifte und Kopien bereitstellen.

Das Lösungswort heißt „Sport".

Alternative: „Aufzählung"

(in Anlehnung an Stengel und Ladner-Merz 2007, 2006; Oppolzer 1996; Fiedler 1994; Stengel 1993b)

Der Gruppenleiter stellt die vorgegebenen Fragen an die Gruppe. Er sammelt die mündlichen Antworten. Bei Bedarf können die gegebenen Antworten an die Flipchart geschrieben werden.

> „Ich stelle Ihnen nun eine Frage. Sie dürfen mir dann die Antworten zurufen."

Welche Sportarten kennen Sie?
z.B. Skispringen, Laufen, Joggen, Radfahren, Basketball, Football, Fußball, Bergsteigen, Wandern, Schwimmen, Seilspringen, Leichtathletik, Fechten, Schach, Autorennen, Tennis, Tischtennis…

Entspannung: Gedicht „Vom Büblein auf dem Eis"

Der Gruppenleiter liest zum Abschluss der Stunde das Gedicht „Vom Büblein auf dem Eis"
von Friedrich Güll vor. Nach Bedarf kann das Gedicht auch kopiert werden und den Gruppenteilnehmern mitgegeben werden.

„Zum Abschluss der heutigen Stunde möchte ich Ihnen ein Gedicht vorlesen. In diesem Gedicht möchte sich ein Kind sportlich betätigen. Es heißt „Vom Büblein auf dem Eis" und ist
von Friedrich Güll. Sicherlich haben Sie es auch schon mal gehört. Vielleicht können Sie es
auch auswendig. Sie dürfen es gerne mitsprechen."

Vom Büblein auf dem Eis

Gefroren hat es heuer,
noch gar kein festes Eis.
Das Büblein steht am Weiher
Und spricht so zu sich leis:
Ich will es einmal wagen,
das Eis, es muss doch tragen.
Wer weiß?

Das Büblein stampft und hacket
Mit seinen Stiefelein,
das Eis auf einmal knacket
und krach! Schon bricht's hinein.

O, helft, ich muss versinken
In lauter Eis und Schnee.
O, helft, ich muss ertrinken
Im tiefen, tiefen See.

Wär nicht ein Mann gekommen,
der sich ein Herz genommen,
O Weh!
Der packt es bei dem Schopfe
Und zieht es dann heraus,
vom Fuße, bis zum Schopfe
wie eine Wassermaus
das Büblein hat getropfet.
Der Vater hat's geklopfet
Zu Haus.

(Friedrich Güll)

Arbeitsmaterialien

Kopiervorlage Alternative: „Rätsel"

(in Anlehnung an Stengel und Ladner-Merz 2006; Knies et al. 1997; Jungmann 1995)

Jahreszeit nach dem Frühling ↓	Mädchen-spielzeug ↓	Womit man hört ↓	Stolze Blume ↓	Ehefrau vom Onkel ↓

Lösung →

Kopiervorlage Entspannung: Gedicht „Vom Büblein auf dem Eis"

Vom Büblein auf dem Eis

Gefroren hat es heuer,
noch gar kein festes Eis.
Das Büblein steht am Weiher
Und spricht so zu sich leis:
Ich will es einmal wagen,
das Eis, es muss doch tragen.
Wer weiß?

Das Büblein stampft und hacket
Mit seinen Stiefelein,
das Eis auf einmal knacket
und krach! Schon bricht's hinein.

O, helft, ich muss versinken
In lauter Eis und Schnee.
O, helft, ich muss ertrinken
Im tiefen, tiefen See.

Wär nicht ein Mann gekommen,
der sich ein Herz genommen,
O Weh!
Der packt es bei dem Schopfe
Und zieht es dann heraus,
vom Fuße, bis zum Schopfe
wie eine Wassermaus
das Büblein hat getropfet.
Der Vater hat's geklopfet
Zu Haus.

(Friedrich Güll)

Therapieeinheit 10 „Haushalt"

Geräte- und Medienbedarf:

- Anschauungsmaterial: Schneebesen, Staubtuch, Besen und Schaufel, Pfanne, Topf, Putzmittel, Bratwender...
- Flipchart und Stifte
- (Arbeitsblätter)

Aktivierender Teil

Absicht	Inhalt	Zeit- bedarf
VW, TW, Abruf LZG	1. Wahrnehmungsübung	7 Min.
Abruf LZG, Stärkung der Identität, EE	2. Biographiearbeit	13 Min.

Alternativaufgaben

K, A, SG, SD, Abruf LZG	- Das Kuckucksei	5 Min.
Abruf LZG, SD	- Zusammenhänge erkennen	5 Min.
Abruf LZG	- Aufzählung	4 Min.
K, A	- Linien verfolgen	3 Min.

Entspannung

Absicht	Inhalt	Zeit- bedarf
Entspannung, Ausklang	Märchen „Der süße Brei" von den Gebrüdern Grimm	10 Min.

Übung 1: „Wahrnehmungsübung"
(in Anlehnung an Eisenburger 1998; Hanna und Hanna 1998)

Haushaltsgegenstände
Der Gruppenleiter zeigt den Teilnehmern die mitgebrachten Haushaltsgegenstände. Dann gibt er die Gegenstände nacheinander in die Gruppe, so dass sie jeder befühlen kann. Wenn jemand einen Gegenstand erkannt hat, darf er diesen benennen. Zum Ende der Übung wird gemeinsam mit den Gruppenteilnehmern überlegt, welche Gemeinsamkeiten diese Gegenstände haben, und wo man sie benötigt.

„Ich zeige Ihnen nun einige Gegenstände."

Der Gruppenleiter zeigt die Gegenstände:
z.B. Schneebesen, Staubtuch, Besen und Schaufel, Pfanne, Topf, Putzmittel, Bratwender, Gummihandschuhe...

„Ich gebe Ihnen nun die Gegenstände und Sie dürfen diese gerne anfassen. Wenn Sie erkannt haben, um welches Teil es sich handelt, dürfen Sie mir die Lösung einfach zurufen."

Die Haushaltsgegenstände werden vom Gruppenleiter herumgegeben.

„Ich würde Sie nun bitten, mit mir gemeinsam zu überlegen, was diese vielen Gegenstände, die sie nun gesehen und gefühlt haben, gemeinsam haben."

Übung 2: „Biographiearbeit"

(in Anlehnung an Schaade 1998, 2008; Osborn et al. 1997)

Der Gruppenleiter stellt die folgenden Fragen zur Biographie der Gruppenteilnehmer. Die Teilnehmer dürfen dann der Reihe nach auf die Fragen antworten.

> „Sicherlich haben Sie viel in Ihrem Leben im Haushalt gearbeitet. Ich würde Ihnen nun gerne einige Fragen zu diesem Thema stellen. Sie dürfen erzählen, welche Erfahrungen Sie gemacht haben."

Was musste früher im Haushalt alles erledigt werden?

Was haben Sie im Haushalt gerne gemacht?

Was war Ihnen in der Hausarbeit früher ein Dorn im Auge?

Wie wurde früher die Wäsche gewaschen?

Wie wurde früher ein Teppich gereinigt?

Wo und wie wurde früher die Wäsche gebügelt?

Gab es einen Waschtag?

Haben die Männer auch im Haushalt geholfen?

Wer hat die Kindererziehung übernommen?

Alternative: „Das Kuckucksei"

(in Anlehnung an Fischer und Lehrl 1992; Klauer 2002)

Der Gruppenleiter liest den Teilnehmern jeweils eine Wortreihe vor. Die Gruppenmitglieder dürfen dann herausfinden, welches Wort nicht in den Zusammenhang passt. Vielleicht kann auch noch jemand erklären, warum dieses eine Wort nicht dazu passt. Ist diese Aufgabenstellung mündlich zu schwierig, kann die Aufgabe auch schriftlich erledigt werden. Dann werden die Begriffe an die Flipchart geschrieben.

„In den folgenden Wortreihen haben jeweils vier Wörter etwas gemeinsam. Ein fünftes Wort passt nicht dazu. Suchen Sie bitte dieses Wort, das nicht in den Zusammenhang passt."

Mehl – Milch – Gießkanne – Eier – Zucker
→ Gießkanne (benötigt man nicht zum Backen)

Schokolade – Bonbon – Kuchen – Plätzchen – Besen
→ Besen (keine Süßigkeit)

Mixer – Zitrone – Kochlöffel – Schneebesen – Bratwender
→ Zitrone (kein Haushaltsgerät)

Schrubber – Putzlappen – Brot – Eimer – Wasser
→ Brot (kein Putzgegenstand)

Kochen – Putzen – Backen – Lesen – Staubsaugen
→ Lesen (keine spezifische Haushaltstätigkeit)

„Vielleicht möchte mir auch noch jemand erklären, warum dieses Wort hier nicht hinein gehört."

Alternative: „Zusammenhänge erkennen"

(in Anlehnung an Gräßel 1989, Knies et al. 1997)

Der Gruppenleiter nennt einen Begriff und zwei Tätigkeiten. Die Gruppenteilnehmer dürfen dann herausfinden, welche Tätigkeit zu dem genannten Begriff passt.
Ist diese Aufgabenstellung für die Gruppenteilnehmer zu schwierig, kann die Aufgabe auch schriftlich erledigt werden. Dann werden die Begriffe und die passenden Tätigkeiten an die Flipchart geschrieben und es erfolgt lediglich eine Zuordnung seitens der Teilnehmer.

„Ich nenne Ihnen nun einen Begriff und zwei Tätigkeiten. Sie dürfen mir dann sagen, welche Tätigkeit zu dem genannten Begriff passt. Ich nenne Ihnen ein Beispiel: Der Begriff ist Wäsche. Die Tätigkeiten sind aufhängen oder wegwerfen. Welche Tätigkeit passt besser zum Begriff der Wäsche? – aufhängen."

Welche Tätigkeit passt zu folgenden Begriffen?

Staub
wischen – pflücken   → *Staub* **wischen**

Blumen
rühren – gießen   → *Blumen* **gießen**

Schnee
pürieren – räumen   → *Schnee* **räumen**

Suppe
kochen – schneiden   → *Suppe* **kochen**

Zwiebel
schneiden – hören   → *Zwiebel* **schneiden**

Mehl
kehren – sieben   → *Mehl* **sieben**

Alternative: „Aufzählung"

(in Anlehnung an Stengel und Ladner-Merz 2006, 2007; Oppolzer 1996; Fiedler 1994; Stengel 1993b)

Der Gruppenleiter stellt die vorgegebenen Fragen an die Gruppe. Er sammelt die mündlichen Antworten. Bei Bedarf können die gegebenen Antworten an die Flipchart geschrieben werden.

„Ich stelle Ihnen nun unterschiedliche Fragen. Sie dürfen mir dann die Antworten zurufen."

Welche Tätigkeiten sind im Haushalt zu erledigen?
z.B. kochen, Fenster putzen, Staub wischen, Staub saugen, Boden putzen, backen, Blumen gießen, Bad putzen, abspülen, Kühlschrank abtauen...

Was kann man alles kochen?
z.B. Suppen, Wiener Schnitzel, Kartoffeln, Fisch, Gemüse, Soßen, Schweinebraten, Bratwürste, Kraut...

Was kann man putzen?
z.B. Fenster putzen, Auto putzen, Spiegel putzen, Tisch abwischen, Bad putzen, Toilette putzen, Boden putzen, Regale putzen…

Was kann man backen?
z.B. Nusskuchen, Zitronenkuchen, Kirschkuchen, Vanillekipferl, Butterplätzchen, Schwarzwälder Kirschtorte, Nusstorte...

Alternative: „Linien verfolgen"

(in Anlehnung an SimA 1993; Beyer 1994)

Die Übung besteht darin, dass die Teilnehmer die Linien, welche die Bilder verbinden, verfolgen und herausfinden, wohin die jeweiligen Linien führen.

Der Gruppenleiter teilt die Arbeitsblätter aus.

„Auf den Vorlagen vor Ihnen sind immer zwei Bilder mit einer Linie verbunden. Sie sollen nun herausfinden, wo die Linie, die vom oberen Bild wegführt, endet. Verfolgen Sie die Linie möglichst nur mit den Augen. Nur bei großen Schwierigkeiten darf ein Finger zur Hilfe genommen werden."

Entspannung: Märchen „Der süße Brei"

Der Gruppenleiter liest zum Abschluss der Stunde das Märchen „Der süße Brei" von den Gebrüdern Grimm vor. Nach Bedarf kann das Märchen auch kopiert und den Gruppenteilnehmern mitgegeben werden.

> „Zum Abschluss der heutigen Stunde möchte ich Ihnen ein Märchen vorlesen. Auch in diesem Märchen kommt eine Speise vor. Es heißt „Der süße Brei" von den Gebrüdern Grimm. Sicherlich haben Sie es auch schon mal gehört."

Der süße Brei

Es war einmal ein armes frommes Mädchen, das lebte mit seiner Mutter allein, und beide hatten nichts mehr zu essen. Da ging das Kind hinaus in den Wald, und es begegnete ihm eine alte Frau, die wusste seinen Jammer schon und schenkte ihm ein Töpfchen, zu dem sollt' es sagen „Töpfchen, koche", so kochte es guten süßen Hirsebrei, und wenn es sagte „Töpfchen, steh", so hörte es wieder auf zu kochen. Das Mädchen brachte den Topf seiner Mutter heim, und nun waren sie der Armut und ihres Hungers ledig und aßen süßen Brei, sooft sie wollten. Auf eine Zeit war das Mädchen ausgegangen, da sprach die Mutter „Töpfchen, koche", da kocht es, und sie isst sich satt. Nun will sie, dass das Töpfchen aufhören soll, aber sie weiß das Wort nicht. Also kocht es fort, und der Brei steigt über den Rand hinaus und kocht immerzu, die Küche und das ganze Haus voll, und das zweite Haus und dann die Straße, als wollt's die ganze Welt satt machen, und ist die größte Not, und kein Mensch weiß sich zu helfen. Endlich, wie nur noch ein einziges Haus übrig ist, da kommt das Kind heim, und spricht nur „Töpfchen steh", da steht es und hört auf zu kochen; und wer wieder in die Stadt wollte, der musste sich durchessen.

(Gebrüder Grimm)

Arbeitsmaterialien

Kopiervorlage Alternative: „Linien verfolgen"
(in Anlehnung an SimA 1993; Beyer 1994)

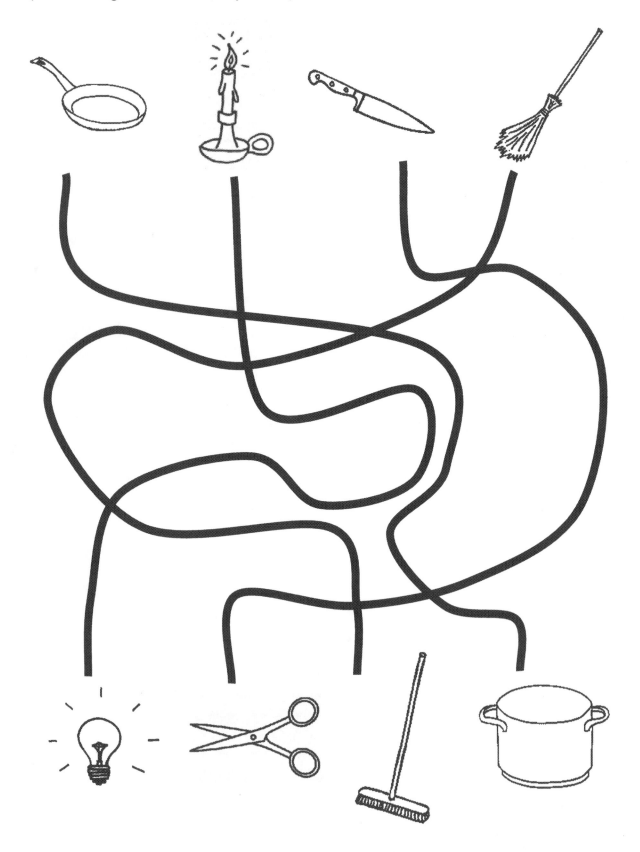

Kopiervorlage Entspannung: Märchen „Der süße Brei"

Der süße Brei

Es war einmal ein armes frommes Mädchen, das lebte mit seiner Mutter allein, und beide hatten nichts mehr zu essen. Da ging das Kind hinaus in den Wald, und es begegnete ihm eine alte Frau, die wusste seinen Jammer schon und schenkte ihm ein Töpfchen, zu dem sollt' es sagen „Töpfchen, koche", so kochte es guten süßen Hirsebrei, und wenn es sagte „Töpfchen, steh", so hörte es wieder auf zu kochen. Das Mädchen brachte den Topf seiner Mutter heim, und nun waren sie der Armut und ihres Hungers ledig und aßen süßen Brei, sooft sie wollten. Auf eine Zeit war das Mädchen ausgegangen, da sprach die Mutter „Töpfchen, koche", da kocht es, und sie isst sich satt. Nun will sie, dass das Töpfchen aufhören soll, aber sie weiß das Wort nicht. Also kocht es fort, und der Brei steigt über den Rand hinaus und kocht immerzu, die Küche und das ganze Haus voll, und das zweite Haus und dann die Straße, als wollt's die ganze Welt satt machen, und ist die größte Not, und kein Mensch weiß sich zu helfen. Endlich, wie nur noch ein einziges Haus übrig ist, da kommt das Kind heim, und spricht nur „Töpfchen steh", da steht es und hört auf zu kochen; und wer wieder in die Stadt wollte, der musste sich durchessen.

(Gebrüder Grimm)

Therapieeinheit 11
„Stadt, Land, Fluss"

Geräte- und Medienbedarf:

- Themendekoration: Landkarten, Atlas, Globus, Postkarten, Fotos...
- Flipchart und Stifte
- CD- oder Kassettenabspielgerät, Lied „An der schönen blauen Donau"

Aktivierender Teil

Absicht	Inhalt	Zeit-bedarf
Abruf LZG	1. Aufzählung	5 Min.
Abruf LZG, Stärkung der Identität, EE	2. Biographiearbeit	15 Min.

Alternativaufgaben

K, A, SG, Abruf LZG	- Drei Begriffe	5 Min.
Abruf LZG, SE	- Lieder zum Thema	5 Min.
Abruf LZG	- Aufzählung	5 Min.

Entspannung

Absicht	Inhalt	Zeit-bedarf
Entspannung, Ausklang	Musikstück „An der schönen blauen Donau" von Johann Strauß	7 Min.

Übung 1: „Aufzählung"

(in Anlehnung an Stengel und Ladner-Merz 2006, 2007; Oppolzer 1996; Fiedler 1994; Stengel 1993b)

Der Gruppenleiter stellt die vorgegebene Frage an die Gruppe. Er sammelt die mündlichen Antworten. Bei Bedarf können die gegebenen Antworten an die Flipchart geschrieben werden.

"Ich stelle Ihnen nun eine Frage. Sie dürfen mir die Antworten zurufen."

Welche Länder kennen Sie?
z.B. Belgien, Niederlande, England, Deutschland, Spanien, Griechenland, Tschechien, Russland, Schweiz, Österreich, China, Thailand...

Übung 2: „Biographiearbeit"

(in Anlehnung an Schaade 1998, 2008; Osborn et al. 1997)

Der Gruppenleiter stellt die folgenden Fragen zur Biographie der Gruppenteilnehmer. Die Teilnehmer dürfen dann der Reihe nach auf die Fragen antworten.

"Sicherlich waren Sie in Ihrem Leben auch schon auf Reisen oder haben schon einen richtigen Urlaub gemacht. Ich würde Ihnen nun gerne einige Fragen zu diesem Thema stellen. Sie dürfen erzählen, welche Erfahrungen Sie gemacht haben."

Wohin haben Sie denn schon mal einen Ausflug gemacht?
z.B. Stadt, See, Burg…

Was haben Sie sich dort angeschaut?

Wie sind Sie dorthin gekommen?
z.B. Verkehrsmittel

In welches Land möchten Sie gerne einmal fahren?

In welchen Ländern waren Sie denn schon einmal im Urlaub?

Welches Klima herrscht dort?

Alternative: „Drei Begriffe"

(in Anlehnung an Stengel und Ladner-Merz 2006, 2007; Stengel 1984, 1993a, 1997; Knies et al. 1997; Halbach o.J.)

Der Gruppenleiter nennt drei unterschiedliche Länder. Die Teilnehmer dürfen unter diesen Ländernamen die richtige Antwort auf die gestellte Frage aussuchen.
Sollte dies zu schwierig sein, können die drei Antwortmöglichkeiten auch an die Flipchart geschrieben und dann gemeinsam überlegt werden, welche Antwort auf die jeweilige Frage zutreffend ist.

„Ich nenne Ihnen nun drei unterschiedliche Länder. Dann stelle ich Ihnen eine Frage. Sie dürfen die Frage dann beantworten, indem Sie sich für eines der genannten Länder entscheiden. Ich nenne Ihnen ein Beispiel:"

Frankreich – Holland – Österreich
Wo steht der Eifelturm?   Frankreich

„Nun geht es weiter:"

England – Irland – Schweiz
In welchem Land wird nicht Englisch gesprochen?   Schweiz

Ungarn – Amerika – Frankreich
Welches Land ist das Größte?   Amerika

Australien – Afrika – Holland
Welches Land ist kein Kontinent?   Holland

Norwegen – Schweden – Spanien
Welches Land liegt im Süden (Wo ist es am wärmsten)?   Spanien

Belgien – Portugal – Luxemburg
Welches Land grenzt nicht an Deutschland?   Portugal

Schweden – Deutschland – Österreich
In welchem Land wird nicht Deutsch gesprochen?   Schweden

Alternative: „Lieder zum Thema"

(in Anlehnung an Stengel und Ladner-Merz 2006; Oppolzer 1996; Normann 1994)

Städte

Die Gruppenteilnehmer dürfen sich nun Lieder überlegen, in denen Städte vorkommen. Diese dürfen sie dann auf Zuruf nennen. Den Teilnehmern sollte genügend Zeit zum Überlegen gelassen werden. Als Hilfestellung kann den Teilnehmern vom Gruppenleiter die Melodie des Liedes vorgesungen werden.

„Ich würde nun gerne mit Ihnen gemeinsam nach Liedern suchen, in denen Städte vorkommen. Bitte überlegen Sie kurz und sagen mir dann, welche Lieder Ihnen dazu einfallen."

Wenn keine Lösungen kommen:

„Ich summe Ihnen ein Lied vor. In diesem Lied kommt eine Stadt vor. Kennen Sie es?"

Ein Lied nach Wahl wird den Teilnehmern vorgesummt. Diese Hilfestellung kann so oft wie nötig wiederholt werden.

Beispiele für Lösungen:

- *In München steht ein Hofbräuhaus*
- *Als wir jüngst in Regensburg waren*
- *Ich hab' mein Herz in Heidelberg verloren*
- *Das ist die Berliner Luft, Luft, Luft*
- *Wo mag denn nur mein Christian sein*
- *Theo, wir fahrn nach Lodz*
- *Ännchen von Tharau*
- *Im Mainz, am schönen Rhein*
- *Kennst du die Perle, die Perle Tirols?*
- *Ick heff mol en Hamborger Veermaster sehn*

Nun darf von den Teilnehmern noch ein Lied gewünscht und mit ihnen gesungen werden.

„Nachdem wir so viele Lieder gefunden haben, dürfen Sie sich eines aussuchen. Dieses Lied werden wir dann alle gemeinsam singen."

Alternative: „Aufzählung"

(in Anlehnung an Stengel und Ladner-Merz 2006, 2007; Oppolzer 1996; Fiedler 1994; Stengel 1993b)

Der Gruppenleiter stellt die vorgegebenen Fragen an die Gruppe. Er sammelt die mündlichen Antworten. Bei Bedarf können die gegebenen Antworten an die Flipchart geschrieben werden.

> „Ich stelle Ihnen nun unterschiedliche Fragen. Sie dürfen mir dann die Antworten, die Ihnen zu der jeweiligen Frage einfallen, zurufen."

Welche Seen kennen Sie?
z.B. Tegernsee, Chiemsee, Ammersee, Rothsee, Brombachsee, Bodensee, Altmühlsee, Gardasee, Lago Maggiore, Zürichsee, Baikalsee…

Welche Flüsse kennen Sie?
z.B. Donau, Elbe, Rhein, Main, Saale, Isar, Inn, Wörnitz, Altmühl, Naab, Regen, Regnitz, Pegnitz, Nil, Amazonas, Po, Ganges…

Welche Berge und Gebirge kennen Sie?
z.B. Zugspitze, Mont Blanc, Eiger, Mönch, Jungfrau, Elbsandsteingebirge, Alpen, Ural, Himalaja, Großer Arber, Wettersteingebirge, Rocky Mountains, Mount Everest…

Welche Städte kennen Sie?
z.B. München, Berlin, Hamburg, Bern, Wien, Venedig, Zürich, Prag, London, Trier, Stuttgart, Luxemburg, Amsterdam, New York, Washington…

Entspannung: Musikstück „An der schönen blauen Donau"

Der Gruppenleiter spielt zum Abschluss ein Musikstück, z.B. „An der schönen blauen Donau" von Johann Strauß vor.

> „Zum Abschluss der heutigen Stunde möchte ich Ihnen ein Musikstück vorspielen. Es handelt sich um einen Walzer, der auch mit einem Fluss zu tun hat. Er heißt „An der schönen blauen Donau" und ist von Johann Strauß. Vielleicht kennen Sie ihn sogar."

12

Therapieeinheit 12
„Farben"

Geräte- und Medienbedarf:

- Flipchart und Stifte
- Anschauungsmaterial: bunte Tücher (Jongliertücher), Farbkasten, Farblampe...
- CD- oder Kassettenabspielgerät, Lied „Grün, grün, grün sind alle meine Kleider"
- (Arbeitsblätter)

Aktivierender Teil

Absicht	Inhalt	Zeit-bedarf
Abruf LZG	1. Aufzählung	5 Min.
Abruf LZG, Stärkung der Identität, EE	2. Biographiearbeit	15 Min.

Alternativaufgaben

Abruf LZG, SD	- Fragen zum Thema	6 Min.
K, A	- Linien verfolgen	3 Min.
Abruf LZG, SE	- Lieder zum Thema	4 Min.
Abruf LZG	- Ergänzen von Farben	4 Min.

Entspannung

Absicht	Inhalt	Zeit-bedarf
Entspannung, Ausklang	Lied „Grün, grün, grün sind alle meine Kleider"	7 Min.

Übung 1: „Aufzählung"

(in Anlehnung an Stengel und Ladner-Merz 2006, 2007; Oppolzer 1996; Fiedler 1994; Stengel 1993b)

Der Gruppenleiter stellt die vorgegebene Frage an die Gruppe. Er sammelt die mündlichen Antworten. Bei Bedarf können die gegebenen Antworten an die Flipchart geschrieben werden.

> „Ich stelle Ihnen nun eine Frage. Sie dürfen mir die Antworten zurufen."

Welche Farben kennen Sie?
z.B. rot, grün, gelb, violett, lila, schwarz, weiß, orange, türkis, braun, ocker, beige, rosa, weinrot, bordeaux, blau, hellblau, dunkelblau, grau…

Übung 2: „Biographiearbeit"

(in Anlehnung an Schaade 1998, 2008; Osborn et al. 1997)

Der Gruppenleiter stellt die folgenden Fragen zur Biographie der Gruppenteilnehmer. Die Teilnehmer dürfen dann der Reihe nach auf die Fragen antworten. Zur Veranschaulichung kann er auch Materialien zum Thema Farbe herumreichen wie beispielsweise Jongliertücher oder einen Farbkasten.

> „Ich würde Ihnen nun gerne einige Fragen zu unserem heutigen Thema stellen."

Haben Sie eine Lieblingsfarbe?

Welche Farben bevorzugten Sie in Ihrer Wohnung?
z.B. bei Möbel, Tapete, Bad…

Welche Farben lieben Sie an Ihrer Kleidung?

Was hatten Sie früher für eine Haarfarbe?

Mochten Sie früher andere Farben lieber?

Alternative: „Fragen zum Thema"

(in Anlehnung an Halbach o.J.; Gatterer und Croy 2000)

Der Gruppenleiter stellt die vorgegebenen Fragen an die Gruppe. Er sammelt die mündlichen Antworten. Die Antworten werden an die Flipchart groß und gut lesbar geschrieben.

„Ich stelle Ihnen nun unterschiedliche Fragen. Sie dürfen mir die Antworten zurufen."

Welche Farbe hat Ihr Pullover oder Ihre Bluse?

Welche Farbe hat der Tisch?

Welche Farbe hat Ihre Hose oder Ihr Rock?

Welche Farben hat der Frühling?
z.B. hellgrün, hellblau, gelb…

Welche Farben hat der Sommer?
z.B. grasgrün, saftgrün, himmelblau, sonnengelb…

Welche Farben hat der Herbst?
z.B. bunt, braun, ocker, rot, grün…

Welche Farben hat der Winter?
z.B. weiß, grau, hellblau, braun…

Welche Bedeutung haben Farben?
z.B. grün ist die Hoffnung, rot ist die Liebe, gelb ist der Neid…

Alternative: „Linien verfolgen"

(in Anlehnung an SimA 1993; Beyer 1994)

Die Übung besteht darin, dass die Teilnehmer die Linien, welche die Bilder verbinden, verfolgen und herausfinden, wohin die jeweiligen Linien führen.

Der Gruppenleiter teilt die Arbeitsblätter aus.

„Auf den Vorlagen vor Ihnen sind immer zwei Bilder mit einer Linie verbunden. Sie sollen nun herausfinden, wo die Linie, die vom oberen Bild wegführt, endet. Verfolgen Sie die Linie möglichst nur mit den Augen. Nur bei großen Schwierigkeiten darf ein Finger zur Hilfe genommen werden."

Alternative: „Lieder zum Thema"

(in Anlehnung an Stengel und Ladner-Merz 2006; Oppolzer 1996; Normann 1994)

Farben

Die Gruppenteilnehmer dürfen sich nun Lieder überlegen, in denen Farben vorkommen. Diese dürfen sie dann auf Zuruf nennen. Den Teilnehmern sollte genügend Zeit zum Überlegen gelassen werden. Als Hilfestellung kann den Teilnehmern vom Gruppenleiter die Melodie des Liedes vorgesungen werden.

> „Ich würde nun gerne mit Ihnen gemeinsam nach Liedern suchen, in denen Farben vorkommen. Bitte überlegen Sie kurz und sagen mir dann, welche Lieder Ihnen dazu einfallen."

Wenn keine Lösungen kommen:

> „Ich summe Ihnen ein Lied vor. In diesem Lied kommt eine Farbe vor. Kennen Sie es?"

Ein Lied nach Wahl wird den Teilnehmern vorgesummt. Diese Hilfestellung kann so oft wie nötig wiederholt werden.

Beispiele für Lösungen:

- *Ein Jäger aus Kurpfalz*
- *Hoch auf dem gelben Wagen*
- *Sah ein Knab ein Röslein*
- *Schneeflöckchen, Weißröckchen*
- *Ein Männlein steht im Walde*
- *Schwarzbraun ist die Haselnuss*
- *Wenn der weiße Flieder wieder blüht*
- *Wenn alle Brünnlein fließen*
- *Von den blauen Bergen kommen wir*
- *Jetzt kommen die lustigen Tage*
- *Nun ade du mein lieb Heimatland*
- *An der schönen blauen Donau*
- *Blaue Berge, grüne Täler*

Nun darf von den Teilnehmern noch ein Lied gewünscht und mit ihnen gesungen werden.

> „Nachdem wir so viele Lieder gefunden haben, dürfen Sie sich eines aussuchen. Dieses Lied werden wir dann alle gemeinsam singen."

Alternative: „Ergänzen von Farben"

(in Anlehnung an Stengel und Ladner-Merz 2006; Oppolzer 1996; Normann 1994)

Der Gruppenleiter nennt Wörter, denen eindeutig eine Farbe zugeordnet werden kann. Die Gruppenteilnehmer dürfen die jeweilige Farbe ergänzen.

> „Ich nenne Ihnen nun einige Wörter, denen jeweils eine Farbe zugeordnet werden kann. Sie dürfen dann die Farbe ergänzen. Ich fange zunächst mit einem Beispiel an:"

pech...   ...schwarz

> „Und jetzt geht's richtig los:"

meer...   ...blau
nuss...   ...braun
himmel...   ...blau
zitronen...   ...gelb
nacht...   ...schwarz
schweinchen...   ...rosa
gras...   ...grün
karmin...   ...rot
sonnen...   ...gelb
zinnober...   ...rot
schnee...   ...weiß
rosen...   ...rot

Entspannung: Lied „Grün, grün, grün sind alle meine Kleider"

Der Gruppenleiter spielt zum Abschluss der Stunde das Lied „Grün, grün, grün sind alle meine Kleider" vor. Danach können die Gruppenteilnehmer das Lied zusammen singen.

> „Zum Abschluss der heutigen Stunde möchte ich Ihnen ein Lied vorspielen. Auch in diesem Lied kommen verschiedene Farben vor. Es heißt „Grün, grün, grün sind alle meine Kleider". Sicher haben Sie es früher schon mal gehört. Im Anschluss daran wollen wir das Lied zusammen singen."

Arbeitsmaterialien

12

Kopiervorlage Alternative: „Linien verfolgen"

(in Anlehnung an SimA 1993; Beyer 1994)

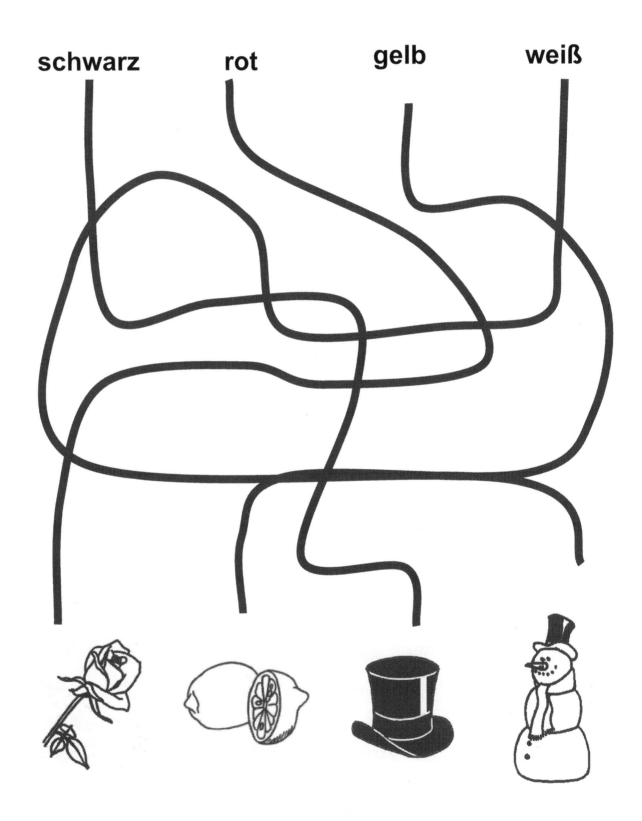

Kopiervorlage Entspannung: Lied „Grün, grün, grün sind alle meine Kleider"

Grün, grün, grün sind alle meine Kleider

Grün, grün, grün sind alle meine Kleider,
Grün, grün, grün ist alles was ich hab.
Darum lieb ich alles was so grün ist,
Weil mein Schatz ein Jäger, Jäger ist.

Blau, blau, blau sind alle meine Kleider,
Blau, blau, blau ist alles was ich hab.
Darum lieb ich alles was so blau ist,
Weil mein Schatz ein Seemann, Seemann ist.

Weiß, weiß, weiß sind alle meine Kleider,
Weiß, weiß, weiß ist alles was ich hab.
Darum lieb ich alles was so weiß ist,
Weil mein Schatz ein Bäcker, Bäcker ist.

Schwarz, schwarz, schwarz sind alle meine Kleider,
Schwarz, schwarz, schwarz ist alles was ich hab.
Darum lieb ich alles was so schwarz ist,
Weil mein Schatz ein Schornsteinfeger ist.

Bunt, bunt, bunt sind alle meine Kleider,
Bunt, bunt, bunt ist alles was ich hab.
Darum lieb ich alles was so bunt ist,
Weil mein Schatz ein Maler, Maler ist.

Therapieeinheit 13
„Wald"

Geräte- und Medienbedarf:

- Blätter und Samen von verschiedenen Bäumen: Kastanienblatt und Kastanie, Buchenblatt und Bucheckern, Lindenblatt und Samen, Birkenblatt und Birkensamen, Eichenblatt und Eicheln, Fichtenzweig und Zapfen…
- Flipchart und Stifte
- (Arbeitsblätter)

Aktivierender Teil

Absicht	Inhalt	Zeit-bedarf
VW, TW, Abruf LZG	1. Wahrnehmungsübung	7 Min.
Abruf LZG, Stärkung der Identität, EE	2. Biographiearbeit	13 Min.

Alternativaufgaben

Absicht	Inhalt	Zeit-bedarf
Abruf LZG, SD	- Aufzählung und Unterscheidung	7 Min.
Abruf LZG	- Sprichwörter ergänzen	2 Min.
Abruf LZG, SE	- Lieder zum Thema	5 Min.
Abruf LZG, SD	- Rätsel	3 Min.
K, A	- Linien verfolgen	3 Min.

Entspannung

Absicht	Inhalt	Zeit-bedarf
Entspannung, Ausklang	Auszug aus dem Märchen „Die Alte im Wald" von den Gebrüdern Grimm	5 Min.

Übung 1: „Wahrnehmungsübung"

(in Anlehnung an Eisenburger 1998; Hanna und Hanna 1998)

Blätter und Samen

Der Gruppenleiter zeigt den Teilnehmern die mitgebrachten Blätter und Samen. Dann gibt er die Blätter und Samen nacheinander in die Gruppe, so dass es jeder befühlen kann. Wenn jemand ein Blatt oder einen Samen erkannt hat, darf er es bzw. ihn benennen.

„Ich zeige Ihnen nun einige Blätter und den dazugehörigen Samen von Bäumen."

Der Gruppenleiter zeigt den Teilnehmern die mitgebrachten Blätter und Samen:
z.B. Kastanienblatt und Kastanie, Buchenblatt und Bucheckern, Lindenblatt und Samen, Birkenblatt und Birkensamen, Eichenblatt und Eicheln, Fichtenzweig und Zapfen...

„Ich gebe Ihnen nun die Blätter und den Samen und Sie dürfen diese anfassen und fühlen, wie es sich anfühlt. Wenn Sie erkannt haben, von welchem Baum dieses Blatt und der Samen kommt, dürfen Sie mir die Lösung zurufen."

Übung 2: „Biographiearbeit"

(in Anlehnung an Schaade 1998, 2008; Osborn et al. 1997)

Der Gruppenleiter stellt die folgenden Fragen zur Biographie der Gruppenteilnehmer. Die Teilnehmer dürfen dann der Reihe nach auf die Fragen antworten.

„Sicherlich sind Sie in Ihrem Leben häufig mit Bäumen und dem Wald in Berührung gekommen. Vielleicht hatten Sie sogar einen eigenen Wald oder einen Garten mit Bäumen.
Ich würde Ihnen nun gerne einige Fragen zu diesem Thema stellen. Sie dürfen erzählen, welche Erfahrungen Sie gemacht haben."

Welche Bäume hatten Sie in Ihrem Garten?

Welchen Baum mögen Sie besonders gerne?

Welche Erinnerungen verbinden Sie mit Bäumen?

Gab es früher bei Ihnen einen Christbaum? Wenn ja, welchen?

Haben Sie mal einen Baum gepflanzt? Wenn ja, zu welchem Anlass?

Haben Sie mal einen Baum gefällt? Wenn ja, wie geht das?

Wozu kann man Holz gebrauchen?

Alternative: „Aufzählung und Unterscheidung"

(in Anlehnung an Stengel und Ladner-Merz 2006; Oppolzer 1996; Fiedler 1994; Halbach o.J)

Der Gruppenleiter stellt die vorgegebenen Fragen an die Gruppe. Er sammelt die mündlichen Antworten. Bei Bedarf können die gegebenen Antworten an die Flipchart geschrieben werden.

„Ich stelle Ihnen nun unterschiedliche Fragen. Sie dürfen mir dann die Antworten zurufen."

Welche Bäume kennen Sie?

z.B. Eiche, Buche, Linde, Tanne, Fichte, Kirschbaum, Nussbaum, Kastanie, Trauerweide, Birke, Kiefer, Apfelbaum, Birnbaum, Eibe, Esche, Mahagoni…

„Überlegen Sie nun bitte gemeinsam mit mir:"

Welche Bäume sind Nadelbäume?

z.B. Fichte, Kiefer, Tanne, Wacholder, Eibe, Lärche, Douglasie…

Welche Bäume sind Laubbäume?

z.B. Ahorn, Birke, Eiche, Buche, Linde, Trauerweide, Esche, Kastanie…

Welche Bäume sind Obstbäume?

z.B. Kirschbaum, Birnbaum, Zwetschgenbaum, Apfelbaum…

Alternative: „Sprichwörter ergänzen"

(in Anlehnung an Stengel und Ladner-Merz 2007; Stengel 1993a, 1997, 2003; Knies et al. 1997; Oppolzer 1996)

Der Gruppenleiter liest den ersten Teil eines Sprichwortes vor. Die Gruppenteilnehmer ergänzen den zweiten Teil des Sprichwortes auf Zuruf.

„Ich lese Ihnen den ersten Teil eines Sprichwortes vor. Sie dürfen dann das Sprichwort ergänzen. Rufen Sie mir die richtige Lösung zu."

Einen alten Baum...   (...verpflanzt man nicht.)

Man sieht den Wald...   (...vor lauter Bäumen nicht.)

Der Apfel fällt...   (...nicht weit vom Stamm.)

Wie man in den Wald hineinruft...   (...so schallt es heraus.)

Alternative: „Lieder zum Thema"

(in Anlehnung an Stengel und Ladner-Merz 2006; Oppolzer 1996; Normann 1994)

Bäume oder Wald

Die Gruppenteilnehmer dürfen sich nun Lieder überlegen, in denen Bäume und der Wald vorkommen. Diese dürfen sie dann auf Zuruf nennen. Den Teilnehmern sollte genügend Zeit zum Überlegen gelassen werden. Als Hilfestellung kann den Teilnehmern vom Gruppenleiter die Melodie des Liedes vorgesungen werden.

> „Ich würde nun gerne mit Ihnen gemeinsam nach Liedern suchen, in denen Bäume und der Wald vorkommen. Bitte überlegen Sie kurz und sagen mir dann, welche Lieder Ihnen dazu einfallen."

Wenn keine Lösungen kommen:

> „Ich summe Ihnen ein Lied vor. In diesem Lied kommt ein Baum (oder der Wald) vor. Kennen Sie es?"

Ein Lied nach Wahl wird den Teilnehmern vorgesummt. Diese Hilfestellung kann so oft wie nötig wiederholt werden.

Beispiele für Lösungen:

- *Lustig ist das Zigeunerleben*
- *Wohlauf die Luft geht frisch und rein*
- *Kein schöner Land in dieser Zeit*
- *Im Wald und auf der Heide*
- *Der Mai ist gekommen*
- *Ein Männlein steht im Walde*
- *Am Brunnen vor dem Tore*
- *Ich geh durch einen grasgrünen Wald*
- *Auf, auf zum fröhlichen Jagen*
- *Ein Jäger aus Kurpfalz*
- *Wem Gott will rechte Gunst erweisen*
- *Auf einem Baum ein Kuckuck*
- *Bunt sind schon die Wälder*
- *Kuckuck, kuckuck ruft's aus dem Wald*

Nun darf von den Teilnehmern noch ein Lied gewünscht und mit ihnen gesungen werden.

> „Nachdem wir so viele Lieder gefunden haben, dürfen Sie sich eines aussuchen. Dieses Lied werden wir dann alle gemeinsam singen."

Alternative: „Rätsel"

(in Anlehnung an Stengel und Ladner-Merz 2006; Knies et al. 1997; Jungmann 1995)

Der Gruppenleiter bereitet an der Flipchart entsprechend der Vorgabe das Rätsel vor. Dabei ist auf eine ausreichend große Schrift zu achten. Der Gruppenleiter stellt dann die vorgegebenen Fragen an die Gruppe. Er sammelt die mündlichen Antworten. Die gegebenen Antworten werden an die Flipchart geschrieben.

„Ich nenne Ihnen unterschiedliche Wörter. Sie dürfen mir dann das Gegenteil des Wortes zurufen. Ich nenne Ihnen ein Beispiel: Das Gegenteil von kurz ist … (lang).
Ich trage Ihre Lösungen dann hier auf dieses Blatt ein."

Das Gegenteil von teuer	billig
Das Gegenteil von neu	alt
Das Gegenteil von überlegen	unterlegen
Das Gegenteil von feige	mutig

„Die Anfangsbuchstaben der Lösungen ergeben nun ein Lösungswort und das Thema der Stunde. Wäre jemand von Ihnen so nett, mir das Lösungswort vorzulesen?"

Das Lösungswort wird zur Verdeutlichung noch mal an der Flipchart gezeigt.

Variante: Die Teilnehmer können das Rätsel auch selbständig auf dem Arbeitsblatt ausfüllen. Hierzu genügend Stifte und Kopien bereitstellen.

Das Lösungswort heißt „Baum".

Alternative: „Linien verfolgen"

(in Anlehnung an SimA 1993; Beyer 1994)

Die Übung der Teilnehmer besteht darin, die Linien, welche die Bilder verbinden, zu verfolgen und herauszufinden, welche Figur zu welchem Gegenstand gehört.

Der Gruppenleiter teilt die Arbeitsblätter und Stifte aus.

„Auf den Vorlagen vor Ihnen führt immer eine Linie von einer Figur zu einem Gegenstand. Sie sollen schauen, welche Figur zu welchem Gegenstand gehört. Verfolgen Sie die Linie möglichst nur mit den Augen. Nur bei großen Schwierigkeiten darf ein Finger zur Hilfe genommen werden."

Entspannung: Märchen „Die Alte im Wald"

Der Gruppenleiter liest zum Abschluss der Stunde einen Auszug aus dem Märchen „Die Alte im Wald" vor. Nach Bedarf kann das Märchen auch kopiert und den Gruppenteilnehmern mitgegeben werden.

> „Zum Abschluss der heutigen Stunde möchte ich Ihnen einen Auszug aus einem Märchen vorlesen. Auch in diesem Märchen kommen Bäume vor. Das Märchen heißt „Die Alte im Wald" und ist von den Gebrüdern Grimm. Vielleicht haben Sie das Märchen auch schon einmal gehört."

Ein Mädchen verirrte sich im Wald und fand den Weg nicht mehr hinaus. Da fing es an bitterlich zu weinen und sagte: „Was soll ich armes Mädchen nun anfangen, ich weiß nicht aus dem Wald herauszufinden, keine Menschenseele wohnt darin, so muß ich gewiß verhungern." Es ging herum, suchte einen Weg, konnte aber keinen finden. Als es Abend war, setzte es sich unter einen Baum, befahl sich Gott und wollte da sitzenbleiben und nicht weggehen, möchte geschehen, was immer wolle. Als es aber eine Weile da gesessen hatte, kam ein weiß Täubchen zu ihm geflogen und hatte ein kleines goldenes Schlüsselchen im Schnabel. Das Schlüsselchen legte es ihm in die Hand und sprach: „Siehst du dort den großen Baum, daran ist ein kleines Schloß, das schließ mit dem Schlüsselchen auf, so wirst du Speise genug finden und keinen Hunger mehr leiden." Da ging es zu dem Baum und schloß ihn auf und fand Milch in einem kleinen Schüsselchen und Weißbrot zum Einbrocken dabei, daß es sich satt essen konnte. Als es satt war, sprach es: „Jetzt ist es Zeit, wo die Hühner daheim auffliegen, ich bin so müde, könnt ich mich doch auch in mein Bett legen." Da kam das Täubchen wieder geflogen und brachte ein anderes goldenes Schlüsselchen im Schnabel und sagte: „Schließ dort den Baum auf, so wirst du ein Bett finden." Da schloß es auf und fand ein schönes weiches Bettchen; da betete es zum lieben Gott, er möchte es behüten in der Nacht, legte sich und schlief ein. Am Morgen kam das Täubchen zum drittenmal, brachte wieder ein Schlüsselchen und sprach: „Schließ dort den Baum auf, da wirst du Kleider finden", und wie es aufschloß, fand es Kleider, mit Gold und Edelsteinen besetzt, so herrlich, wie sie keine Königstochter hat. Also lebte es da und das Täubchen kam alle Tage und sorgte für alles, was es bedurfte, und das war ein stilles, gutes Leben.

(Gebrüder Grimm)

Arbeitsmaterialien

Kopiervorlage Alternative: „Rätsel"

(in Anlehnung an Stengel und Ladner-Merz 2006; Knies et al. 1997; Jungmann 1995)

	Gegenteil von „teuer" ⬇	Gegenteil von „neu" ⬇	Gegenteil von „überlegen" ⬇	Gegenteil von „feige" ⬇
Lösung ➡				

Kopiervorlage Alternative: „Linien verfolgen"

(in Anlehnung an SimA 1993; Beyer 1994)

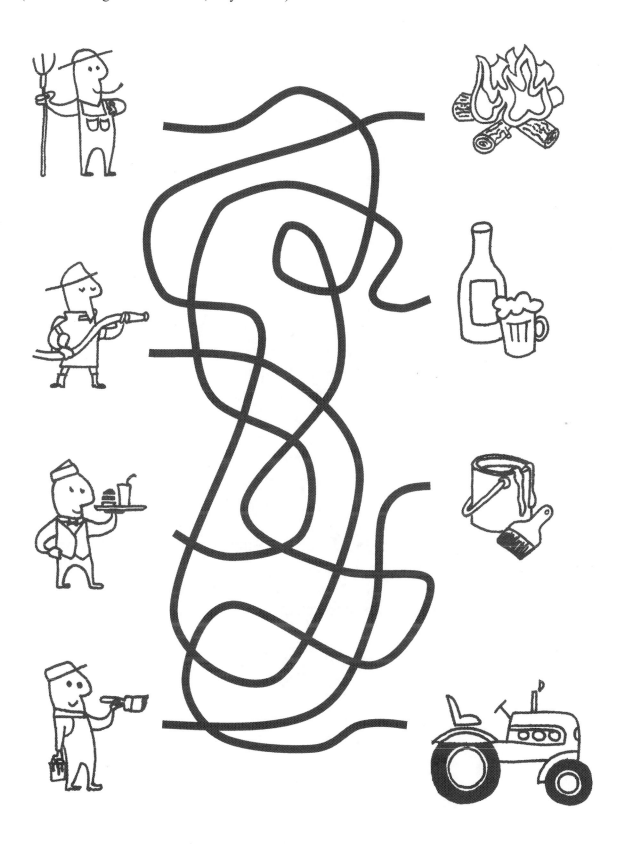

Kopiervorlage Entspannung: Märchen „Die Alte im Wald"

Ein Mädchen verirrte sich im Wald und fand den Weg nicht mehr hinaus. Da fing es an, bitterlich zu weinen und sagte: „Was soll ich armes Mädchen nun anfangen, ich weiß nicht aus dem Wald herauszufinden, keine Menschenseele wohnt darin, so muß ich gewiß verhungern."

Es ging herum, suchte einen Weg, konnte aber keinen finden. Als es Abend war, setzte es sich unter einen Baum, befahl sich Gott und wollte da sitzenbleiben und nicht weggehen, möchte geschehen, was immer wolle. Als es aber eine Weile da gesessen hatte, kam ein weiß Täubchen zu ihm geflogen und hatte ein kleines goldenes Schlüsselchen im Schnabel. Das Schlüsselchen legte es ihm in die Hand und sprach: „Siehst du dort den großen Baum, daran ist ein kleines Schloß, das schließ mit dem Schlüsselchen auf, so wirst du Speise genug finden und keinen Hunger mehr leiden."

Da ging es zu dem Baum und schloß ihn auf und fand Milch in einem kleinen Schüsselchen und Weißbrot zum Einbrocken dabei, daß es sich satt essen konnte. Als es satt war, sprach es: „Jetzt ist es Zeit, wo die Hühner daheim auffliegen, ich bin so müde, könnt ich mich doch auch in mein Bett legen." Da kam das Täubchen wieder geflogen und brachte ein anderes goldenes Schlüsselchen im Schnabel und sagte: „Schließ dort den Baum auf, so wirst du ein Bett finden."

Da schloß es auf und fand ein schönes weiches Bettchen; da betete es zum lieben Gott, er möchte es behüten in der Nacht, legte sich und schlief ein. Am Morgen kam das Täubchen zum drittenmal, brachte wieder ein Schlüsselchen und sprach: „Schließ dort den Baum auf, da wirst du Kleider finden", und wie es aufschloß, fand es Kleider, mit Gold und Edelsteinen besetzt, so herrlich, wie sie keine Königstochter hat.

Also lebte es da und das Täubchen kam alle Tage und sorgte für alles, was es bedurfte, und das war ein stilles, gutes Leben.

(Gebrüder Grimm)

Therapieeinheit 14
„Namen"

Geräte- und Medienbedarf:

- Arbeitsblätter
- Vornamen-Buch
- Flipchart und Stifte

Aktivierender Teil

Absicht	Inhalt	Zeit-bedarf
K, A	1. Linien verfolgen	5 Min.
Abruf LZG, Stärkung der Identität, EE	2. Biographiearbeit	15 Min.

Alternativaufgaben

Abruf LZG	- Aufzählung	6 Min.
Abruf LZG, SE	- Lieder zum Thema	3 Min.
Abruf LZG	- Namen ergänzen	5 Min.

Entspannung

Absicht	Inhalt	Zeit-bedarf
Entspannung, Ausklang	Märchen „Rumpelstilzchen" von den Gebrüdern Grimm	10 Min.

Übung 1: „Linien verfolgen"

(in Anlehnung an SimA 1993; Beyer 1994)

Die Übung besteht darin, dass die Teilnehmer die Linien, welche die Bilder verbinden, verfolgen und herausfinden, wohin die jeweiligen Linien führen.

Der Gruppenleiter teilt die Arbeitsblätter aus.

> „Auf den Vorlagen vor Ihnen sind immer zwei Bilder mit einer Linie verbunden. Sie sollen nun herausfinden, wohin die Linie, die vom oberen Bild weggeht, führt. Verfolgen Sie die Linie möglichst nur mit den Augen. Nur bei großen Schwierigkeiten darf ein Finger zur Hilfe genommen werden."

Übung 2: „Biographiearbeit"

(in Anlehnung an Schaade 1998, 2008; Osborn et al. 1997)

Der Gruppenleiter stellt die folgenden Fragen zur Biographie der Gruppenteilnehmer. Die Teilnehmer dürfen dann der Reihe nach auf die Fragen antworten.

> „Sicherlich sind Ihnen in Ihrem Leben viele Namen begegnet. Ich würde Ihnen nun gerne einige Fragen zu diesem Thema stellen. Sie dürfen erzählen, welche Erfahrungen Sie gemacht haben."

Welchen Vornamen haben Sie?

Wissen Sie zufällig, was Ihr Vorname bedeutet?

Hätten Sie gerne einen anderen Vornamen gehabt? Wenn ja, welchen?

Wie hießen Ihre Eltern mit Vornamen?

Bitte beschreiben Sie Ihre Eltern bezüglich ihres Aussehens!

Was waren Ihre Eltern für Menschen?

Welche Vornamen hatten Ihre Geschwister?

Wie war das Verhältnis zu Ihren Geschwistern?

Welchen Vornamen hat bzw. hatte Ihr Ehepartner?

Welche Vornamen haben Ihre Kinder? Warum haben Sie diesen Namen für Ihr Kind ausgesucht?

Wie hießen die Kinder, mit denen Sie immer gespielt haben?

Wie hieß Ihre Tischnachbarin in der Schule mit Vornamen?

Alternative: „Aufzählung"

(in Anlehnung an Stengel und Ladner-Merz 2006, 2007; Oppolzer 1996; Fiedler 1994; Stengel 1993b)

Der Gruppenleiter stellt die vorgegebenen Fragen an die Gruppe. Er sammelt die mündlichen Antworten. Bei Bedarf können die gegebenen Antworten an der Flipchart angeschrieben werden.

„Ich stelle Ihnen nun unterschiedliche Fragen. Sie dürfen mir dann die Antworten zurufen."

Welche männlichen Vornamen kennen Sie?
z.B. Hans, Christian, Karl, Otto, Michael, Dieter, Jürgen, Armin, Jochen, Albert, Joachim, Berthold, Georg, Rudolf, Helmut, Herbert, Walter, Gisbert, Ludwig…

Welche weiblichen Vornamen kennen Sie?
z.B. Elisabeth, Anna, Christiane, Babette, Maria, Sophia, Margarete, Frieda, Lina, Katharina, Barbara, Erika, Agnes, Irmgard, Luise, Wilhelmine…

Alternative: „Lieder zum Thema"

(in Anlehnung an Stengel und Ladner-Merz 2006; Oppolzer 1996; Normann 1994)

Namen
Die Gruppenteilnehmer dürfen sich nun Lieder überlegen, in denen Namen vorkommen. Diese dürfen Sie dann auf Zuruf nennen. Den Teilnehmern sollte genügend Zeit zum Überlegen gelassen werden. Als Hilfestellung kann den Teilnehmern vom Gruppenleiter die Melodie des Liedes vorgesungen werden.

„Ich würde nun gerne mit Ihnen gemeinsam nach Liedern suchen, in denen Namen vorkommen. Bitte überlegen Sie kurz und sagen mir dann, welche Lieder Ihnen dazu einfallen."

Wenn keine Lösungen kommen:

„Ich summe Ihnen ein Lied vor. In diesem Lied kommt ein Name vor. Kennen Sie es?"

Ein Lied nach Wahl wird den Teilnehmern vorgesummt. Diese Hilfestellung kann so oft wie nötig wiederholt werden.

Beispiele für Lösungen:

- *Ännchen von Tharau*
- *Oh, du lieber Augustin*
- *Heißa Kathreinerle*
- *Wo mag denn nur mein Christian sein*
- *Hänschen klein, ging allein*

Nun darf von den Teilnehmern noch ein Lied gewünscht und mit ihnen gesungen werden.

„Nachdem wir so viele Lieder gefunden haben, dürfen Sie sich eines aussuchen. Dieses Lied werden wir dann alle gemeinsam singen."

Alternative: „Namen ergänzen"

(in Anlehnung an Stengel und Ladner-Merz 2006; Oppolzer 1996; Labisch und Lepping 1995; Stengel 1988, 1993b)

Der Gruppenleiter nennt nacheinander Nachnamen bekannter Persönlichkeiten. Die Gruppenteilnehmer dürfen dann die Vornamen dieser Personen ergänzen.
Im Anschluss daran kann der Gruppenleiter noch fragen, wodurch die genannte Person berühmt wurde.

„Ich nenne Ihnen nun einige Nachnamen bekannter Persönlichkeiten. Sie dürfen dann ergänzen, wie diese Personen mit dem Vornamen hießen."

Adenauer	→ Konrad
Schiller	→ Friedrich
Luther	→ Martin
Goethe	→ Johann Wolfgang von
Wagner	→ Richard
Seeler	→ Uwe
Albers	→ Hans
Leander	→ Zara
Bismarck	→ Otto von
Busch	→ Wilhelm
Fallersleben	→ Hoffmann von
Morgenstern	→ Christian

„Vielleicht können Sie mir noch sagen, wodurch diese Personen berühmt geworden sind."

Der Gruppenleiter nennt noch mal die genannten Personen.

Entspannung: Märchen „Rumpelstilzchen"

Der Gruppenleiter liest zum Abschluss der Stunde das Märchen „Rumpelstilzchen" von den Gebrüdern Grimm vor. Nach Bedarf kann das Märchen auch kopiert und den Gruppenteilnehmern mitgegeben werden.

> „Zum Abschluss der heutigen Stunde möchte ich Ihnen ein Märchen vorlesen. In diesem Märchen kommen Namen besonders häufig vor. Es heißt „Rumpelstilzchen" und ist von den Gebrüdern Grimm. Sicherlich haben Sie es auch schon mal gehört."

Rumpelstilzchen

Es war einmal ein Müller, der war arm, aber er hatte eine schöne Tochter. Nun traf es sich, dass er mit dem König zu sprechen kam, und zu ihm sagte: „Ich habe eine Tochter, die kann Stroh zu Gold spinnen". Dem König, der das Gold lieb hatte, gefiel die Kunst gar wohl, und er befahl die Müllerstochter sollte alsbald vor ihn gebracht werden. Dann führte er sie in eine Kammer, die ganz voll Stroh war, gab ihr Rad und Haspel, und sprach, „wenn du diese Nacht durch bis morgen früh dieses Stroh nicht zu Gold versponnen hast, so musst du sterben". Darauf ward die Kammer verschlossen, und sie blieb allein darin.

Da saß nun die arme Müllerstochter, und wusste um ihr Leben keinen Rat, denn sie verstand gar nichts davon, wie das Stroh zu Gold zu spinnen war, und ihre Angst ward immer größer, dass sie endlich zu weinen anfing. Da ging auf einmal die Türe auf, und ein kleines Männchen trat herein und sprach: „Guten Abend, Jungfer Müllerin, warum weint sie so sehr?" „Ach", antwortete das Mädchen, „ich soll Stroh zu Gold spinnen, und verstehe das nicht." Sprach das Männchen „was gibst du mir, wenn ich dir's spinne?" „Mein Halsband" sagte das Mädchen. Das Männchen nahm das Halsband, setzte sich vor das Rädchen, und schnurr, schnurr, schnurr, dreimal gezogen, war die Spule voll. Dann steckte es eine andere auf, und schnurr, schnurr, schnurr, dreimal gezogen, war auch die zweite voll: und so ging's fort bis zum Morgen, da war alles Stroh versponnen, und alle Spulen waren voll Gold. Als der König kam und nachsah, da erstaunte er und freute sich, aber sein Herz wurde nur noch begieriger, und er ließ die Müllerstochter in eine andere Kammer voll Stroh bringen, die noch viel größer war, und befahl ihr das auch in einer Nacht zu spinnen, wenn ihr das Leben lieb wäre. Das Mädchen wusste sich nicht zu helfen und weinte, da ging abermals die Türe auf, und das kleine Männchen kam und sprach: „Was gibst du mir wenn ich dir das Stroh zu Gold spinne?" „Meinen Ring von dem Finger" antwortete das Mädchen. Das Männchen nahm den Ring, und fing wieder an zu schnurren mit dem Rade, und hatte bis zum Morgen alles Stroh zu glänzendem Gold gesponnen. Der König freute sich über die Maßen bei dem Anblick, war aber noch immer nicht des Goldes satt, sondern ließ die Müllerstochter in eine noch größere Kammer voll Stroh bringen und sprach, „die musst du noch in dieser Nacht verspinnen; wenn dir das gelingt, sollst du meine Gemahlin werden". „Denn", dachte er, „eine reichere Frau kannst du auf der Welt nicht haben." Als das Mädchen allein war, kam das Männlein zum dritten mal wieder, und sprach: „Was gibst du mir, wenn ich dir noch diesmal das Stroh spinne?" „Ich habe nichts mehr, das ich geben könnte" antwortete das Mädchen. „So versprich mir, wenn du Königin wirst, dein erstes Kind." „Wer weiß, wie das noch geht", dachte die Müllerstochter, und wusste sich auch in der Not nicht anders zu helfen, und versprach dem Männchen was es verlangte; dafür spann das Männchen noch einmal das Stroh zu Gold. Und als am Morgen der König kam, und alles fand, wie er gewünscht hatte, so hielt er Hochzeit mit ihr, und die schöne Müllerstochter ward eine Königin.

Über ein Jahr brachte sie ein schönes Kind zur Welt und dachte gar nicht mehr an das Männchen, da trat es in ihre Kammer und sprach: „Nun gib mir, was du versprochen hast". Die Königin erschrak, und bot dem Männchen alle Reichtümer des Königreichs an, wenn es ihr das Kind lassen wollte, aber das Männchen sprach: „Nein, etwas Lebendes ist mir lieber als alle Schätze der Welt". Da fing die Königin so an zu jammern und zu weinen, dass das Männchen Mitleid mit ihr hatte, und sprach, „drei Tage will ich dir Zeit lassen, wenn du bis dahin meinen Namen weißt, so sollst du dein Kind behalten".

Nun dachte die Königin die ganze Nacht über an alle Namen, die sie jemals gehört hatte, und schickte einen Boten übers Land, der sollte sich erkundigen weit und breit nach neuen Namen. Als am andern Tag das Männchen kam, fing sie an mit Caspar, Melchior, Balzer, und sagte alle Namen, die sie wusste, nach der Reihe her, aber bei jedem sprach das Männlein, „so heiß ich nicht". Den zweiten Tag ließ sie herumfragen bei allen Leuten, und sagte dem Männlein die ungewöhnlichsten und seltsamsten vor, Rippenbiest, Hammelswade, Schnürbein, aber es blieb dabei: „so heiß ich nicht". Den dritten Tag kam der Bote wieder zurück, und erzählte, „neue Namen habe ich keinen einzigen finden können, aber wie ich an einer hohen Burg um die Waldecke kam, wo Fuchs und Has sich gute Nacht sagen, so sah ich da ein kleines Haus, und vor dem Haus brannte ein Feuer, und um das Feuer sprang ein gar zu lächerliches Männchen, hüpfte auf einem Bein, und schrie:

> „Heute back ich, morgen brau ich,
> übermorgen hol ich der Königin ihr Kind;
> ach, wie gut, dass niemand weiß,
> dass ich Rumpelstilzchen heiß!"

Da war die Königin ganz froh, dass sie den Namen wusste, und als bald hernach das Männlein kam, und sprach, „nun, Frau Königin, wie heiß ich?" fragte sie erst, „heißest du Kunz?" „Nein." „Heißest du Heinz?" „Nein." „Heißt du etwa Rumpelstilzchen?" „Das hat dir der Teufel gesagt, das hat dir der Teufel gesagt", schrie das Männlein, und stieß mit dem rechten Fuß vor Zorn so tief in die Erde, dass es bis an den Leib hineinfuhr, dann packte es in seiner Wut den linken Fuß mit beiden Händen, und riss sich selbst mitten entzwei.

(Gebrüder Grimm)

Arbeitsmaterialien

Kopiervorlage Übung 1: „Linien verfolgen"
(in Anlehnung an SimA 1993; Beyer 1994)

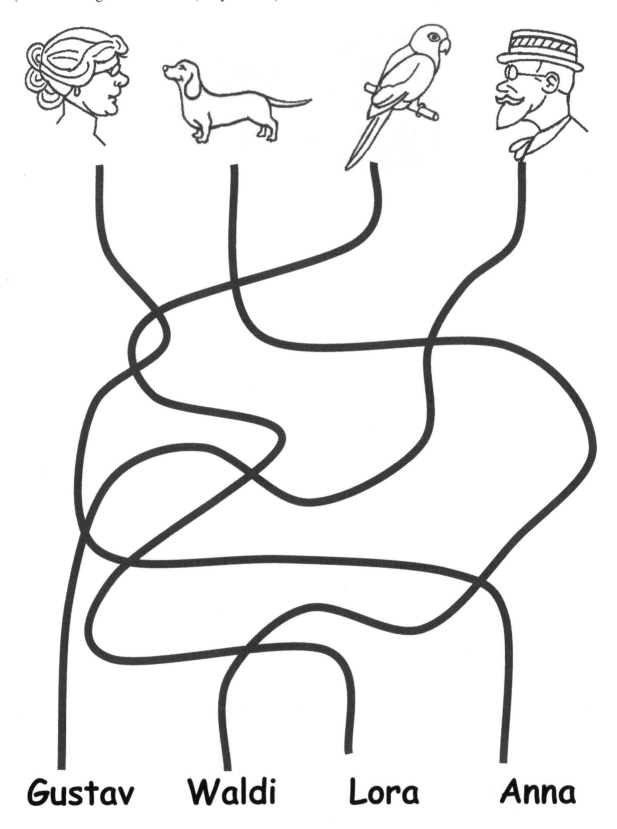

Gustav   Waldi   Lora   Anna

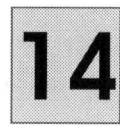

Kopiervorlage Entspannung: Märchen „Rumpelstilzchen"

Rumpelstilzchen

Es war einmal ein Müller, der war arm, aber er hatte eine schöne Tochter. Nun traf es sich, dass er mit dem König zu sprechen kam, und zu ihm sagte: „Ich habe eine Tochter, die kann Stroh zu Gold spinnen". Dem König, der das Gold lieb hatte, gefiel die Kunst gar wohl, und er befahl die Müllerstochter sollte alsbald vor ihn gebracht werden. Dann führte er sie in eine Kammer, die ganz voll Stroh war, gab ihr Rad und Haspel, und sprach, „wenn du diese Nacht durch bis morgen früh dieses Stroh nicht zu Gold versponnen hast, so musst du sterben". Darauf ward die Kammer verschlossen, und sie blieb allein darin.

Da saß nun die arme Müllerstochter, und wusste um ihr Leben keinen Rat, denn sie verstand gar nichts davon, wie das Stroh zu Gold zu spinnen war, und ihre Angst ward immer größer, dass sie endlich zu weinen anfing. Da ging auf einmal die Türe auf, und ein kleines Männchen trat herein und sprach: „Guten Abend, Jungfer Müllerin, warum weint sie so sehr?" „Ach", antwortete das Mädchen, „ich soll Stroh zu Gold spinnen, und verstehe das nicht." Sprach das Männchen „was gibst du mir, wenn ich dir's spinne?" „Mein Halsband" sagte das Mädchen. Das Männchen nahm das Halsband, setzte sich vor das Rädchen, und schnurr, schnurr, schnurr, dreimal gezogen, war die Spule voll. Dann steckte es eine andere auf, und schnurr, schnurr, schnurr, dreimal gezogen, war auch die zweite voll: und so ging's fort bis zum Morgen, da war alles Stroh versponnen, und alle Spulen waren voll Gold.

Als der König kam und nachsah, da erstaunte er und freute sich, aber sein Herz wurde nur noch begieriger, und er ließ die Müllerstochter in eine andere Kammer voll Stroh bringen, die noch viel größer war, und befahl ihr das auch in einer Nacht zu spinnen, wenn ihr das Leben lieb wäre. Das Mädchen wusste sich nicht zu helfen und weinte, da ging abermals die Türe auf, und das kleine Männchen kam und sprach: „Was gibst du mir wenn ich dir das Stroh zu Gold spinne?" „Meinen Ring von dem Finger" antwortete das Mädchen. Das Männchen nahm den Ring, und fing wieder an zu schnurren mit dem Rade, und hatte bis zum Morgen alles Stroh zu glänzendem Gold gesponnen.

Der König freute sich über die Maßen bei dem Anblick, war aber noch immer nicht des Goldes satt, sondern ließ die Müllerstochter in eine noch größere Kammer voll Stroh bringen und sprach, „die musst du noch in dieser Nacht verspinnen; wenn dir das gelingt, sollst du meine Gemahlin werden". „Denn", dachte er, „eine reichere Frau kannst du auf der Welt nicht haben." Als das Mädchen allein war, kam das Männlein zum dritten mal wieder, und sprach: „Was gibst du mir, wenn ich dir noch diesmal das Stroh spinne?" „Ich habe nichts mehr, das ich geben könnte" antwortete das Mädchen. „So versprich mir, wenn du Königin wirst, dein erstes Kind." „Wer weiß, wie das noch geht", dachte die Müllerstochter, und wusste sich auch in der Not nicht anders zu helfen, und versprach dem Männchen was es verlangte; dafür spann das Männchen noch einmal das Stroh zu Gold. Und als am Morgen der König kam, und alles fand, wie er gewünscht hatte, so hielt er Hochzeit mit ihr, und die schöne Müllerstochter ward eine Königin.

Über ein Jahr brachte sie ein schönes Kind zur Welt und dachte gar nicht mehr an das Männchen, da trat es in ihre Kammer und sprach: „Nun gib mir, was du versprochen hast". Die Königin erschrak, und bot dem Männchen alle Reichtümer des Königreichs an, wenn es ihr das Kind lassen wollte, aber das Männchen sprach: „Nein, etwas Lebendes ist mir lieber als alle Schätze der Welt". Da fing die Königin so an zu jammern und zu weinen, dass das Männchen Mitleid mit ihr hatte, und sprach, „drei Tage will ich dir Zeit lassen, wenn du bis dahin meinen Namen weißt, so sollst du dein Kind behalten".

Nun dachte die Königin die ganze Nacht über an alle Namen, die sie jemals gehört hatte, und schickte einen Boten übers Land, der sollte sich erkundigen weit und breit nach neuen Namen. Als am andern Tag das Männchen kam, fing sie an mit Caspar, Melchior, Balzer, und sagte alle Namen, die sie wusste, nach der Reihe her, aber bei jedem sprach das Männlein, „so heiß ich nicht". Den zweiten Tag ließ sie herumfragen bei allen Leuten, und sagte dem Männlein die ungewöhnlichsten und seltsamsten vor, Rippenbiest, Hammelswade, Schnürbein, aber es blieb dabei: „so heiß ich nicht".

Den dritten Tag kam der Bote wieder zurück, und erzählte, „neue Namen habe ich keinen einzigen finden können, aber wie ich an einer hohen Burg um die Waldecke kam, wo Fuchs und Has sich gute Nacht sagen, so sah ich da ein kleines Haus, und vor dem Haus brannte ein Feuer, und um das Feuer sprang ein gar zu lächerliches Männchen, hüpfte auf einem Bein, und schrie

„Heute back ich, morgen brau ich,
übermorgen hol ich der Königin ihr Kind;
ach, wie gut, dass niemand weiß,
dass ich Rumpelstilzchen heiß!"

Da war die Königin ganz froh, dass sie den Namen wusste, und als bald hernach das Männlein kam, und sprach, „nun, Frau Königin, wie heiß ich?" fragte sie erst, „heißest du Kunz?" „Nein." „Heißest du Heinz?" „Nein." „Heißt du etwa Rumpelstilzchen?" „Das hat dir der Teufel gesagt, das hat dir der Teufel gesagt", schrie das Männlein, und stieß mit dem rechten Fuß vor Zorn so tief in die Erde, dass es bis an den Leib hineinfuhr, dann packte es in seiner Wut den linken Fuß mit beiden Händen, und riss sich selbst mitten entzwei.

(Gebrüder Grimm)

Therapieeinheit 15 „Liebe und Freundschaft"

Geräte- und Medienbedarf:

- CD- oder Kassettenabspielgerät, Lied „Ännchen von Tharau"
- Flipchart und Stifte
- Anschauungsmaterial: Hochzeitsfotos, Brautschleier, Ringe, Briefbündel mit Schleife...

Aktivierender Teil

Absicht	Inhalt	Zeit-bedarf
AW, Abruf LZG	1. Hören eines Liedes	5 Min.
Abruf LZG, Stärkung der Identität, EE	2. Biographiearbeit	15 Min.

Alternativaufgaben

K, A, SG, Abruf LZG	- Drei Begriffe	4 Min.
Abruf LZG,	- Sprichwörter ergänzen	2 Min.
Abruf LZG, SE	- Lieder zum Thema	4 Min.

Entspannung

Absicht	Inhalt	Zeit-bedarf
Entspannung, Ausklang	Märchen „Junker Kranich und Jungfer Reiherin" aus Russland	7 Min.

Übung 1: „Hören eines Liedes"

(in Anlehnung an Osborn et al. 1997; Vennemann 2002)

Die Gruppenleiterin spielt den Teilnehmern das Lied „Ännchen von Tharau" vor. Gemeinsam wird dann über den Inhalt des Liedes gesprochen.

> „Ich möchte Ihnen ein Lied vorspielen. In diesem Lied kommt das Thema der heutigen Stunde sehr gut zum Tragen."

Kennen Sie dieses Lied?

Worum geht es in diesem Lied?

Übung 2: „Biographiearbeit"

(in Anlehnung an Schaade 1998, 2008; Osborn et al. 1997)

Der Gruppenleiter stellt die folgenden Fragen zur Biographie der Gruppenteilnehmer. Die Teilnehmer dürfen dann der Reihe nach auf die Fragen antworten.

> „Sicherlich haben Sie in Ihrem Leben verschiedene Freundschaften geschlossen. Manche sind vielleicht bis heute geblieben, manche sind vielleicht wieder zerbrochen. Viele von Ihnen waren sicher auch verliebt und haben sogar geheiratet. Ich würde Ihnen nun gerne einige Fragen zu diesem Thema stellen. Sie dürfen einfach erzählen, welche Erfahrungen Sie gemacht haben."

Hatten Sie früher Zeit, sich mit Freunden aus der Schule oder Nachbarschaft zu treffen?

Was haben Sie alles zusammen unternommen?

Wer war Ihre beste Freundin bzw. Ihr bester Freund?
Was haben Sie mit ihr bzw. ihm alles erlebt?

Wo haben Sie Ihren Ehepartner kennengelernt?

Durfte man sich früher öffentlich küssen?

Was haben Sie getan, wenn Sie Liebeskummer hatten?

Wurde früher Verlobung gefeiert, und wenn ja, wie?

Wie wurde früher Hochzeit gefeiert?

Welche Ratschläge würden Sie jungen Ehepaaren für ihr Eheleben geben?

Alternative: „Drei Begriffe"

(in Anlehnung an Stengel und Ladner-Merz 2006, 2007; Stengel 1984, 1993a, 1997; Knies et al. 1997; Halbach o.J.)

Der Gruppenleiter nennt drei unterschiedliche Gegenstände. Die Teilnehmer dürfen unter diesen Gegenständen die richtige Antwort auf die gestellte Frage aussuchen.
Sollte dies zu schwierig sein, können die drei Antwortmöglichkeiten auch an der Flipchart angeschrieben und dann gemeinsam überlegt werden, welche Antwort auf die jeweilige Frage zutreffend ist.

„Ich nennen Ihnen nun drei unterschiedliche Dinge. Dann stelle ich Ihnen eine Frage. Sie dürfen die Frage dann beantworten, indem Sie sich für einen der genannten Gegenstände entscheiden. Ich nenne Ihnen ein Beispiel:"

Kirche – Standesamt – Krankenhaus
Welche Einrichtung gehört nicht zu einer Hochzeit?   → Krankenhaus

---

„Und jetzt geht es weiter:"

Schleier – Hut – Mütze
Welches ist keine Kopfbedeckung bei einer Hochzeit?   → Mütze

Rosen – Gänseblümchen – Schleierkraut
Welche Blumen gehören nicht in den Brautstrauß?   → Gänseblümchen

Eintopf – Braten – Knödel
Welches Gericht macht man nicht bei einer Hochzeit?   → Eintopf

weißes Kleid – weiße Schuhe – weiße Tauben
Was trägt die Braut nicht an Ihrer Hochzeit?   → weiße Tauben

Anzug – Krawatte – Turnschuhe
Was trägt der Bräutigam nicht bei seiner Hochzeit?   → Turnschuhe

Alternative: „Sprichwörter ergänzen"

(in Anlehnung an Stengel und Ladner-Merz 2007; Stengel 1993a, 1997, 2003; Knies et al. 1997; Oppolzer 1996)

Der Gruppenleiter liest den ersten Teil eines Sprichwortes vor. Die Gruppenteilnehmer ergänzen den zweiten Teil des Sprichwortes auf Zuruf.

> „Ich lese Ihnen den ersten Teil eines Sprichwortes vor. Sie dürfen dann das Sprichwort ergänzen. Rufen Sie mir die richtige Lösung zu."

Glück im Spiel...   (...Pech in der Liebe.)

Beim Gelde...   (...hört die Freundschaft auf.)

Liebe macht...   (...blind.)

Kleine Geschenke erhalten...   (...die Freundschaft.)

Alte Liebe...   (...rostet nicht.)

Freunde erkennt man...   (...in der Not.)

Die Liebe geht...   (...durch den Magen.)

Was sich liebt,...   (...das neckt sich.)

Alternative: „Lieder zum Thema"

(in Anlehnung an Stengel und Ladner-Merz 2006; Oppolzer 1996; Normann 1994)

Liebe oder Freundschaft

Die Gruppenteilnehmer dürfen sich nun Lieder überlegen, in denen Liebe und Freundschaft vorkommen. Diese dürfen sie dann auf Zuruf nennen. Den Teilnehmern sollte genügend Zeit zum Überlegen gelassen werden. Als Hilfestellung kann den Teilnehmern vom Gruppenleiter die Melodie des Liedes vorgesungen werden.

> „Ich würde nun gerne mit Ihnen gemeinsam nach Liedern suchen, in denen Liebe und Freundschaft vorkommen. Bitte überlegen Sie kurz und sagen mir dann, welche Lieder Ihnen dazu einfallen."

Wenn keine Lösungen kommen:

> „Ich summe Ihnen ein Lied vor. In diesem Lied kommt ein Liebe und Freundschaft als Thema vor. Kennen Sie es?"

Ein Lied nach Wahl wird den Teilnehmern vorgesummt. Diese Hilfestellung kann so oft wie nötig wiederholt werden.

Beispiele für Lösungen:

- *Das Lieben bringt groß Freud*
- *Kein Feuer, keine Kohle*
- *Wenn ich ein Vöglein wär*
- *Wahre Freundschaft soll nicht wanken*
- *Es waren zwei Königskinder*
- *Horch was kommt von draußen rein*
- *Wenn alle Brünnlein fließen*
- *In einem kühlen Grunde*
- *Ännchen von Tharau*
- *Du, du liegst mir am Herzen*
- *Schön ist die Liebe im Hafen*
- *Liebchen ade, scheiden tut weh*
- *Ich hab mein Herz in Heidelberg verloren*

Nun darf von den Teilnehmern noch ein Lied gewünscht und mit ihnen gesungen werden.

> „Nachdem wir so viele Lieder gefunden haben, dürfen Sie sich eines aussuchen. Dieses Lied werden wir dann alle gemeinsam singen."

Entspannung: Märchen „Junker Kranich und Jungfer Reiherin"

Der Gruppenleiter liest zum Abschluss der Stunde das Märchen „Junker Kranich und Jungfer Reiherin" vor. Nach Bedarf kann die Geschichte auch kopiert und den Gruppenteilnehmern mitgegeben werden.

> „Zum Abschluss der heutigen Stunde möchte ich Ihnen eine Geschichte vorlesen. Auch sie handelt vom Heiraten. Sie heißt „Junker Kranich und Jungfer Reiherin" und kommt aus Russland."

Junker Kranich und Jungfer Reiherin

Es lebten einmal Junker Kranich und Jungfer Reiherin. Ihre Häuser standen einander gegenüber am Ende des Sumpfes. Der Kranich wollte nicht länger alleine sein, er hatte Langeweile und beschloss zu heiraten. „Ich werde hinüber gehen und um Jungfer Reiherin anhalten!"

Der Kranich machte sich auf den Weg. Patsch! Patsch! Sieben Werst durch den Sumpf; er klopfte an und fragte: „Ist Jungfer Reiherin zu Hause?" – „Ja" – „Heirate mich." – „Ach nein, Junker Kranich, ich will Dich nicht heiraten: Du hast lange Beine und trägst kurze Kleider. Du kannst nur schlecht fliegen und kannst nicht für mich sorgen. Geh dahin, woher Du gekommen bist, du mit deinen dürren Stelzen!"

Der Kranich musste unverrichteter Dinge abziehen.

Jungfer Reiherin aber besann sich und dachte: Ehe ich mein Leben einsam beschließe, will ich doch lieber den Kranich heiraten. Sie ging zum Kranich und sagte: „Junker Kranich, nimm mich zur Frau!" – „Nein, Jungfer Reiherin, ich brauche dich nicht! Ich will nicht heiraten, und ich werde dich nicht zur Frau nehmen. Scher dich aus meinem Haus!" Jungfer Reiherin weinte vor Scham und ging nach Hause. Der Kranich aber besann sich und dachte: „Ich hätte Jungfer Reiherin doch heiraten sollen; es ist langweilig, allein zu sein. Ich werde noch einmal hingehen und sie heiraten." Er kam zur Jungfer Reiherin und sagte: „Jungfer Reiherin! Ich will dich doch heiraten; werde meine Frau!" – Nein, Junker Kranich, dich werde ich nicht heiraten!" Der Kranich machte sich wieder auf den Heimweg. Da dachte Jungfer Reiherin: „Warum habe ich ihn abgewiesen? Soll ich denn allein leben? Dann will ich lieber den Kranich heiraten!" Sie kam und wollte von dem Kranich geehelicht werden, aber der Kranich wollte sie nicht. Und so gehen sie bis auf den heutigen Tag hin und her und möchten einander heiraten, aber zur Hochzeit kommt es nicht.

(Russisches Volksmärchen)

Arbeitsmaterialien

Kopiervorlage Entspannung: Märchen „Junker Kranich und Jungfer Reiherin"

Junker Kranich und Jungfer Reiherin

Es lebten einmal Junker Kranich und Jungfer Reiherin. Ihre Häuser standen einander gegenüber am Ende des Sumpfes. Der Kranich wollte nicht länger alleine sein, er hatte Langeweile und beschloss zu heiraten. „Ich werde hinüber gehen und um Jungfer Reiherin anhalten!"
Der Kranich machte sich auf den Weg. Patsch! Patsch! Sieben Werst durch den Sumpf; er klopfte an und fragte: „Ist Jungfer Reiherin zu Hause?" – „Ja" – „Heirate mich." – „Ach nein, Junker Kranich, ich will Dich nicht heiraten: Du hast lange Beine und trägst kurze Kleider. Du kannst nur schlecht fliegen und kannst nicht für mich sorgen. Geh dahin, woher Du gekommen bist, du mit deinen dürren Stelzen!"
Der Kranich musste unverrichteter Dinge abziehen.
Jungfer Reiherin aber besann sich und dachte: Ehe ich mein Leben einsam beschließe, will ich doch lieber den Kranich heiraten. Sie ging zum Kranich und sagte: „Junker Kranich, nimm mich zur Frau!" – „Nein, Jungfer Reiherin, ich brauche dich nicht! Ich will nicht heiraten, und ich werde dich nicht zur Frau nehmen. Scher dich aus meinem Haus!" Jungfer Reiherin weinte vor Scham und ging nach Hause. Der Kranich aber besann sich und dachte: „Ich hätte Jungfer Reiherin doch heiraten sollen; es ist langweilig, allein zu sein. Ich werde noch einmal hingehen und sie heiraten." Er kam zur Jungfer Reiherin und sagte: „Jungfer Reiherin! Ich will dich doch heiraten; werde meine Frau!" – Nein, Junker Kranich, dich werde ich nicht heiraten!" Der Kranich machte sich wieder auf den Heimweg. Da dachte Jungfer Reiherin: „Warum habe ich ihn abgewiesen? Soll ich denn allein leben? Dann will ich lieber den Kranich heiraten!" Sie kam und wollte von dem Kranich geehelicht werden, aber der Kranich wollte sie nicht. Und so gehen sie bis auf den heutigen Tag hin und her und möchten einander heiraten, aber zur Hochzeit kommt es nicht.

(Russisches Volksmärchen)

Therapieeinheit 16 „Körperpflege"

Geräte- und Medienbedarf:

- Gegenstände zur Körperpflege: Rasierpinsel, Waschlappen, Zahnbürste, Rasierapparat, Handtuch, Kulturbeutel…
- Flipchart und Stifte
- (Unterschiedliche Seifen und Parfums mit markanten Düften: z.B. 4711, Lavendelseife, Rasierwasser, blumiges Parfum, Zahnpasta, fruchtiges Parfum…)

Aktivierender Teil

Absicht	Inhalt	Zeit-bedarf
VW, TW, Abruf LZG	1. Wahrnehmungsübung	7 Min.
Abruf LZG, Stärkung der Identität, EE	2. Biographiearbeit	13 Min.

Alternativaufgaben

VW, Abruf LZG, SE	- Pantomime	5 Min.
K, A, SD, SG, Abruf LZG	- Das Kuckucksei	3 Min.
OW, Abruf LZG	- Wahrnehmungsübung	6 Min.

Entspannung

Absicht	Inhalt	Zeit-bedarf
Entspannung, Ausklang	Gedicht „Die Geschichte vom Struwwelpeter" von Heinrich Hoffmann	5 Min.

Übung 1: „Wahrnehmungsübung"

(in Anlehnung an Eisenburger 1998; Hanna und Hanna 1998)

Körperpflege

Der Gruppenleiter zeigt den Teilnehmern die unterschiedlichen Gegenstände zur Körperpflege. Dann gibt er die Teile nacheinander in die Gruppe, so dass jeder diese befühlen kann. Wenn jemand einen Gegenstand erkannt hat, darf er diesen benennen.

Zum Ende der Übung wird gemeinsam mit den Gruppenteilnehmern überlegt, welche Gemeinsamkeiten diese Gegenstände haben und wozu man sie benötigt.

> „Ich zeige Ihnen nun einige Gegenstände."

Der Gruppenleiter zeigt die Gegenstände:

z.B. Rasierpinsel, Waschlappen, Zahnbürste, Rasierapparat, Handtuch, Kulturbeutel, Kamm, Bürste, Nagelschere...

> „Ich gebe Ihnen nun die Gegenstände und Sie dürfen diese anfassen und fühlen. Wenn Sie erkannt haben, um welches Teil es sich handelt, dürfen Sie mir die Lösung zurufen."

Unterschiedliche Gegenstände zur Körperpflege werden vom Gruppenleiter in der Gruppe herumgegeben.

> „Ich würde Sie nun bitten, mit mir gemeinsam zu überlegen, was diese vielen Gegenstände, die Sie nun gesehen und gefühlt haben, gemeinsam haben."

Übung 2: „Biographiearbeit"

(in Anlehnung an Schaade 1998, 2008; Osborn et al. 1997)

Der Gruppenleiter stellt die folgenden Fragen zur Biographie der Gruppenteilnehmer. Die Teilnehmer dürfen dann der Reihe nach auf die Fragen antworten.

> „Ich würde Ihnen nun gerne einige Fragen zu diesem Thema stellen. Sie dürfen einfach erzählen, welche Erfahrungen Sie gemacht haben."

Welcher Duft erinnert Sie an etwas?

Haben Sie sich früher parfümiert und tun Sie es heute noch?

Haben Sie sich früher geschminkt und tun Sie es heute noch?

Wann (zu welcher Tageszeit) haben Sie früher die Körperpflege betrieben?

Wie war Ihre Haarfrisur als Kind?

Wie waren früher die Badegewohnheiten (fester Badetag)?

Welche Pflegeprodukte gab es früher im Gegensatz zu heute?

Alternative: „Pantomime"

(in Anlehnung an Oppolzer 1996; Knies et al. 1997)

Der Gruppenleiter führt die folgenden Tätigkeiten ohne Sprache vor und die Gruppenteilnehmer dürfen erraten, was die Bewegung darstellt.

> „Ich führe Ihnen nun eine Bewegung vor, die Sie sicherlich von Ihrer täglichen Körperpflege her kennen. Wer erkannt hat, was ich darstellen will, darf mir die richtige Lösung zurufen."

- *Zähne putzen*
- *Haare kämmen*
- *Gesicht waschen*
- *Nass rasieren*
- *Hände waschen*
- *Nägel schneiden*
- *Baden*
- *Duschen*
- *Sich schminken*
- *Nägel lackieren*

Die Gruppenteilnehmer dürfen nach dem Erraten der jeweiligen Bewegung diese gemeinsam ausführen.

> „Ich würde Sie nun bitten, gemeinsam mit mir diese Bewegung durchzuführen."

Gruppenleiter und -teilnehmer führen die Bewegung durch.

Alternative: „Das Kuckucksei"

(in Anlehnung an Fischer und Lehrl 1992; Klauer 2002)

Der Gruppenleiter liest den Teilnehmern eine Wortreihe vor. Die Gruppenmitglieder dürfen dann herausfinden, welches Wort nicht in den Zusammenhang passt. Vielleicht kann auch noch jemand erklären, warum das Wort nicht dazu passt.

Sollte diese Aufgabenstellung mündlich zu schwierig sein, können die Begriffe auch an die Flipchart geschrieben und die Aufgabe schriftlich gelöst werden.

„In den folgenden Wortreihen haben jeweils vier Wörter etwas gemeinsam. Ein fünftes Wort passt nicht dazu. Suchen Sie bitte das Wort, das nicht in den Zusammenhang passt."

„Vielleicht möchte mir jemand erklären, warum dieses Wort hier nicht reingehört."

Handtuch – Waschlappen – Backpulver – Seife – Wasser
→ Backpulver (benötigt man nicht zur täglichen Wäsche)

Zahnputzbecher – Zahncreme – Zahnbürste – Mundwasser – Besen
→ Besen (benötigt man nicht zur Mundpflege)

Buch – Kamm – Bürste – Föhn – Shampoo
→ Buch (benötigt man nicht zur Haarpflege)

Nagellack – Hammer – Nagelschere – Nagelbürste – Feile
→ Hammer (benötigt man nicht zur Nagelpflege)

Lidschatten – Wasserfarben – Lippenstift – Rouge – Nagellack
→ Wasserfarben (benötigt man nicht zum Schminken)

Rasierpinsel – Rasierschaum – Trinkglas – Rasierer – Aftershave
→ Trinkglas (benötigt man nicht zum Rasieren)

Alternative: „Wahrnehmungsübung"

(in Anlehnung an Stengel und Ladner-Merz 2006, 2007; Eisenburger 1998; Hanna und Hanna 1998; Stengel 1986a, 1993a, 1997; Halbach 1995)

Düfte

Der Gruppenleiter lässt die Teilnehmer an den mitgebrachten Düften riechen. Die Teilnehmer dürfen dann mitteilen, was sie riechen. Vielleicht assoziiert jemand mit einem Duft ein ganz bestimmtes Erlebnis oder einen bestimmten Menschen.

> „Ich gebe Ihnen nun einige Düfte zu riechen, die alle bei der Körperpflege verwendet werden."

Der Gruppenleiter lässt jeden einzelnen Teilnehmer an dem mitgebrachten Duft riechen.

> „Vielleicht erkennen Sie einen Duft und können zuordnen, welcher Duft dies ist. Dies dürfen Sie mir dann sagen. Vielleicht erinnert Sie der Duft auch an einen bestimmten Menschen oder an ein Erlebnis."

Unterschiedliche Seifen und Parfums mit markanten Düften werden den Gruppenteilnehmern zum Riechen angeboten:

z.B. 4711, Lavendelseife, Rasierwasser, blumiges Parfum, Zahnpasta, ...

Bitte beachten: Nicht mehr als drei Düfte präsentieren! Überforderung möglich!

Entspannung: Gedicht „Die Geschichte vom Struwwelpeter"

Der Gruppenleiter liest zum Abschluss der Stunde „Die Geschichte vom Struwwelpeter" von Heinrich Hoffmann vor. Nach Bedarf kann das Gedicht auch kopiert und den Gruppenteilnehmern mitgegeben werden.

> „Zum Abschluss der heutigen Stunde möchte ich Ihnen ein Gedicht vorlesen. Es ist „ Die Geschichte vom Struwwelpeter" von Heinrich Hoffmann. Sicherlich haben Sie dieses Gedicht auch schon mal gehört. Schauen Sie sich auch einmal das Bild dazu an"

Sieh einmal, hier steht er,
Pfui! der Struwwelpeter
An den Händen beiden
Ließ er sich nicht schneiden
Seine Nägel fast ein Jahr;
Kämmen ließ er sich nicht sein Haar.
Pfui! ruft da ein Jeder:
Garst'ger Struwwelpeter!

(Heinrich Hoffmann)

Arbeitsmaterialien

Kopiervorlage Entspannung: Gedicht „Die Geschichte vom Struwwelpeter"

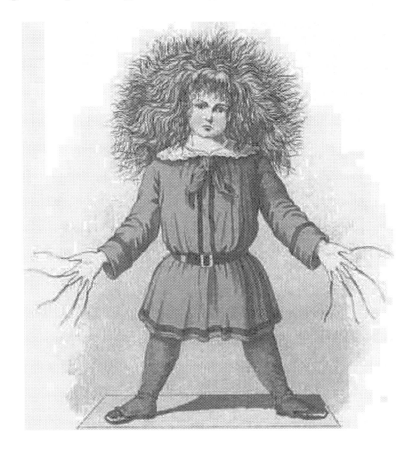

Sieh einmal, hier steht er,
Pfui! der Struwwelpeter
An den Händen beiden
Ließ er sich nicht schneiden
Seine Nägel fast ein Jahr;
Kämmen ließ er sich nicht sein Haar.
Pfui! ruft da ein Jeder:
Garst'ger Struwwelpeter!

(Heinrich Hoffmann)

Therapieeinheit 17
„Kinder"

Geräte- und Medienbedarf:

- evtl. Anschauungsmaterial: altes Spielzeug, Murmeln, Hüpfseil…
- Bilder von Kindern: Photos, Kalenderblätter, Postkarten...
- Flipchart und Stifte
- (Arbeitsblätter)

Aktivierender Teil

Absicht	Inhalt	Zeit-bedarf
VW, A, K	1. Bildbetrachtung	7 Min.
Abruf LZG, Stärkung der Identität, EE	2. Biographiearbeit	13 Min.

Alternativaufgaben

Abruf LZG	- Zuordnen von Märchen	5 Min.
Abruf LZG, SE	- Kinderlieder	4 Min.
Abruf LZG, SD	- Rätsel	3 Min.

Entspannung

Absicht	Inhalt	Zeit-bedarf
Entspannung, Ausklang	Gedicht „Die Geschichte vom Zappel-Phillip" von Heinrich Hoffmann	7 Min.

Biographieorientierte Aktivierung mit SimA®-P

Übung 1: „Bildbetrachtung"
(in Anlehnung an Eisenburger 1998; Knies et al. 1997)

Bilder von Kindern
Der Gruppenleiter zeigt den Gruppenteilnehmern Bilder, auf denen Kinder abgebildet sind. Die Gruppenteilnehmer dürfen die Bilder genau ansehen und sollen die Unterschiede der Kinder erkennen und aufzeigen, z.B. hinsichtlich folgender Merkmale: Kleidung, Haarfarbe, Hautfarbe, Augen, Gesichtsausdruck...

> „Ich habe Ihnen heute einige Bilder von Kindern mitgebracht. Diese Bilder möchte ich Ihnen nun gerne zeigen. Bitte schauen Sie sich die Bilder genau an."

Der Gruppenleiter gibt der Gruppe Zeit zum Betrachten der Bilder.

Wie unterscheiden sich die Kinder voneinander?

Welche Haarfarbe hat welches Kind?

Welche Kleidung haben die Kinder an? Welche Unterschiede sind hier zu erkennen?

Welche Hautfarbe haben die Kinder?

Welchen Gesichtsausdruck haben die unterschiedlichen Kinder?

Welche Augenfarbe haben die Kinder?

Erinnert Sie das Bild an Ihre eigene Kindheit?

Welches Kind gefällt Ihnen am besten?

17

Übung 2: „Biographiearbeit"

(in Anlehnung an Schaade 1998, 2008; Osborn et al. 1997)

Der Gruppenleiter stellt die folgenden Fragen zur Biographie der Gruppenteilnehmer. Die Teilnehmer dürfen dann der Reihe nach auf die Fragen antworten.

> „Jeder von Ihnen war ja mal ein kleines Kind. Sicher haben Sie noch Erinnerungen an diese Zeit. Ich würde Ihnen nun gerne einige Fragen zu diesem Thema stellen. Sie dürfen einfach erzählen, welche Erfahrungen Sie gemacht haben."

Welche Spiele haben Sie gespielt, als Sie ein Kind waren?
z.B. Spiele im Freien, Brettspiele, Kartenspiele...

Welches Spielzeug besaßen Sie und wie sah dieses aus?

Welche Streiche haben Sie als Kind den Erwachsenen gespielt und wie sahen hinterher die Strafen aus?

Was gab es in Ihrer Kindheit zu naschen?

Was für Kleidung trugen Sie als Kind?

Hatten Sie Zeit zum Spielen oder mussten Sie viel zu Hause helfen?

Waren Ihre Eltern streng?

Alternative: „Zuordnen von Märchen"

(in Anlehnung an Halbach 1998; Stengel 1984, 1997; Jungmann 1995)

Im Vorfeld werden folgende Märchen an die Flipchart geschrieben:

Schneewittchen, Hänsel und Gretel, Aschenputtel, Rumpelstilzchen,
Tischlein deck dich

Der Gruppenleiter liest eine bekannte Passage aus einem Märchen vor. Die Gruppenteilnehmer dürfen dann dieses Zitat einem aufgeschriebenen Märchentitel zuordnen.

„Sicherlich haben Sie in Ihrem Leben schon viele Märchen gehört. Vielleicht haben Sie auch Ihren Kindern und Enkelkindern diese Märchen vorgelesen oder erzählt.
Ich habe Ihnen hier auf das Blatt einige Märchentitel angeschrieben, die Sie bestimmt schon mal gehört haben. Vielleicht möchte dies mal jemand vorlesen."

Ein freiwilliger Gruppenteilnehmer oder der Gruppenleiter liest die Märchentitel vor.

„Ich lese Ihnen nun eine wichtige Zeile aus einem dieser angeschriebenen Märchen vor. Sie dürfen mir dann sagen, aus welchem Märchen Sie diese Zeile kennen."

„Spieglein, Spieglein an der Wand, wer ist die Schönste im ganzen Land?"
→ *Schneewittchen*

„Knusper, knusper, kneuschen, wer knuspert an meinem Häuschen?"
→ *Hänsel und Gretel*

„Rucke di guh, rucke di guh, Blut ist im Schuh: Der Schuh ist zu klein, die rechte Braut sitzt noch daheim."
→ *Aschenputtel*

„Ich bin so satt, ich mag kein Blatt: meh! meh!"
→ *Tischlein deck dich, Goldesel und Knüppel aus dem Sack*

„Heute back ich, morgen brau ich, übermorgen hol ich der Königin ihr Kind; ach, wie gut, dass niemand weiß, (… dass ich … heiß!)"
→ *Rumpelstilzchen*

„Die guten ins Töpfchen, die schlechten ins Kröpfchen."
→ *Aschenputtel*

Im Anschluss daran kann ein Märchen, auf das die Teilnehmer besonders gut ansprechen, noch mal inhaltlich mündlich wiederholt werden.

„Welches Märchen kennen Sie denn besonders gut? Vielleicht können wir alle mal gemeinsam zusammentragen, worum es in dem Märchen geht!"

Alternative: „Kinderlieder"

(in Anlehnung an Oppolzer 1996; Vennemann 2002)

Die Gruppenteilnehmer dürfen sich nun Lieder überlegen, die sie als Kinder gesungen haben. Diese dürfen sie dann auf Zuruf nennen. Den Teilnehmern sollte genügend Zeit zum Überlegen gelassen werden. Als Hilfestellung kann den Teilnehmern vom Gruppenleiter die Melodie des Liedes vorgesungen werden.

> „Ich würde nun gerne mit Ihnen gemeinsam nach Liedern suchen, die Sie selbst als Kinder häufig gesungen haben. Bitte überlegen Sie kurz und sagen mir dann, welche Lieder Ihnen dazu einfallen."

Wenn keine Lösungen kommen:

> „Ich summe Ihnen ein Lied vor. Kennen Sie es?"

Ein Lied nach Wahl wird den Teilnehmern vorgesummt. Diese Hilfestellung kann so oft wie nötig wiederholt werden.

Beispiele für Lösungen:

- *Guten Abend, gute Nacht*
- *Es tanzt ein Bi-ba-Butzemann*
- *Taler, Taler du musst wandern*
- *Maikäfer flieg*
- *Dornröschen war ein schönes Kind*
- *Mein Hut der hat drei Ecken*
- *Brüderchen komm tanz mit mir*
- *Schlaf, Kindlein schlaf*
- *Zeigt her eure Füße, zeigt her eure Schuh*
- *Ihr Kinderlein kommet*
- *Die Vogelhochzeit*
- *Ich gehe mit meiner Laterne*
- *Alle Vöglein sind schon da*

Nun darf von den Teilnehmern noch ein Lied gewünscht und mit ihnen gesungen werden.

> „Nachdem wir so viele Lieder gefunden haben, dürfen Sie sich eines aussuchen. Dieses Lied werden wir dann alle gemeinsam singen."

Alternative: „Rätsel"

(in Anlehnung an Stengel und Ladner-Merz 2006; Knies et al. 1997; Jungmann 1995)

Der Gruppenleiter bereitet an der Flipchart entsprechend der Vorgabe das Rätsel vor. Dabei ist auf eine ausreichend große Schrift zu achten. Der Gruppenleiter stellt dann die vorgegebenen Fragen an die Gruppe. Er sammelt die mündlichen Antworten. Die gegebenen Antworten werden an die Flipchart geschrieben.

> „Ich nenne Ihnen unterschiedliche Wörter. Sie dürfen mir dann das Gegenteil des Wortes zurufen. Ich nenne Ihnen ein Beispiel:"

Das Gegenteil von groß   klein

> „Ich trage Ihre Lösungen dann hier auf dieses Blatt ein."

Das Gegenteil von lang   kurz

Das Gegenteil von selten   immer

Das Gegenteil von fern   nah

Das Gegenteil von dick   dünn

Das Gegenteil von Anfang   Ende

Das Gegenteil von eckig   rund

> „Die Anfangsbuchstaben der Lösungen ergeben nun ein Lösungswort und das Thema der Stunde. Wäre jemand von Ihnen so nett, mir das Lösungswort vorzulesen?"

Das Lösungswort wird zur Verdeutlichung noch mal an der Flipchart gezeigt.

Variante: Die Teilnehmer können das Rätsel auch selbständig auf dem Arbeitsblatt ausfüllen. Hierzu genügend Stifte und Kopien bereitstellen.

Das Lösungswort heißt „Kinder".

Entspannung: Gedicht „Die Geschichte vom Zappel-Phillip"

Der Gruppenleiter liest zum Abschluss der Stunde von Heinrich Hoffmann „Die Geschichte vom Zappel-Phillip" vor. Nach Bedarf kann die Geschichte auch kopiert und den Gruppenteilnehmern mitgegeben werden.

> „Zum Abschluss der heutigen Stunde möchte ich Ihnen eine Geschichte vorlesen. Auch in dieser Geschichte kommt ein Kind vor. Sie heißt „Die Geschichte vom Zappel-Phillip" und ist von Heinrich Hoffmann. Sicherlich haben Sie dieses auch schon mal gehört."

Die Geschichte vom Zappel-Phillip

„Ob der Phillip heute still
wohl bei Tische sitzen will?"
Also sprach in ernstem Ton
der Papa zu seinem Sohn,
und die Mutter blickte stumm
auf dem ganzen Tisch herum.
Doch der Phillip hörte nicht,
was zu ihm der Vater spricht.
Er gaukelt und schaukelt,
er trappelt und zappelt
auf dem Stuhle hin und her.
„Phillip, das missfällt mir sehr!"

Seht, ihr lieben Kinder, seht,
wie's dem Philipp weiter geht!
Oben steht es auf dem Bild.
Seht! Er schaukelt gar zu wild,
bis der Stuhl nach hinten fällt.
Da ist nichts mehr, was ihn hält.

Nach dem Tischtuch greift er, schreit.
Doch was hilft's? Zu gleicher Zeit
fallen Teller, Flasch und Brot.
Vater ist in großer Not,
und die Mutter blicket stumm
auf dem ganzen Tisch herum.

Nun ist Phillip ganz versteckt,
und der Tisch ist abgedeckt.
Was der Vater essen wollt,
unten auf der Erde rollt.
Suppe, Brot und alle Bissen,
alles ist herabgerissen.
Suppenschüssel ist entzwei,
und die Eltern steh'n dabei.
Beide sind gar zornig sehr,
haben nichts zu essen mehr.

(Heinrich Hoffmann)

Arbeitsmaterialien

Kopiervorlage Alternative: „Rätsel"

(in Anlehnung an Stengel und Ladner-Merz 2006; Knies et al. 1997; Jungmann 1995)

Gegenteil von…

	„lang" ⬇	„selten" ⬇	„fern" ⬇	„dick" ⬇	„Anfang" ⬇	„eckig" ⬇
Lösung ➜						

Kopiervorlage Entspannung: Gedicht „Die Geschichte vom Zappel-Phillip"

„Ob der Phillip heute still

wohl bei Tische sitzen will?"

Also sprach in ernstem Ton

der Papa zu seinem Sohn,

und die Mutter blickte stumm

auf dem ganzen Tisch herum.

Doch der Phillip hörte nicht,

was zu ihm der Vater spricht.

Er gaukelt und schaukelt,

er trappelt und zappelt

auf dem Stuhle hin und her.

„Phillip, das missfällt mir sehr!"

Seht, ihr lieben Kinder, seht,

wie's dem Philipp weiter geht!

Oben steht es auf dem Bild.

Seht! Er schaukelt gar zu wild,

bis der Stuhl nach hinten fällt.

Da ist nichts mehr, was ihn hält.

Nach dem Tischtuch greift er,

schreit.

Doch was hilft's? Zu gleicher Zeit

fallen Teller, Flasch und Brot.

Vater ist in großer Not,

und die Mutter blicket stumm

auf dem ganzen Tisch herum.

Nun ist Phillip ganz versteckt,

und der Tisch ist abgedeckt.

Was der Vater essen wollt,

unten auf der Erde rollt.

Suppe, Brot und alle Bissen,

alles ist herabgerissen.

Suppenschüssel ist entzwei,

und die Eltern steh'n dabei.

Beide sind gar zornig sehr,

haben nichts zu essen mehr.

(Heinrich Hoffmann)

Therapieeinheit 18
„Blumen"

18

Geräte- und Medienbedarf:

- unterschiedliche Blumen: Rose, Nelke, Lilie, Margerite, Anemone...
- Flipchart und Stifte
- (Arbeitsblätter)

Aktivierender Teil

Absicht	Inhalt	Zeit-bedarf
VW, OW, TW, Abruf LZG	1. Wahrnehmungsübung	7 Min.
Abruf LZG, Stärkung der Identität, EE	2. Biographiearbeit	13 Min.

Alternativaufgaben

Abruf LZG, SD	- Aufzählung und Unterscheidung	5 Min.
Abruf LZG, SE	- Lieder zum Thema	5 Min.
K, A, SG, Abruf LZG	- Drei Begriffe	5 Min.
K, A	- Linien verfolgen	3 Min.

Entspannung

Absicht	Inhalt	Zeit-bedarf
Entspannung, Ausklang	Auszug aus dem Märchen „Das Schneeglöckchen" von Hans Christian Andressen	5 Min.

Übung 1: „Wahrnehmungsübung"

(in Anlehnung an Eisenburger 1998; Hanna und Hanna 1998)

Blumen

Der Gruppenleiter zeigt den Gruppenteilnehmern die mitgebrachten Blumen, reicht sie herum und lässt sie daran riechen. Die Teilnehmer dürfen mitteilen, welche Blumen sie kennen, welchen Duft sie mögen. Vielleicht assoziiert jemand mit einer Blume bzw. deren Duft ein ganz bestimmtes Erlebnis.

„Ich zeige Ihnen nun Blumen, die ich für Sie mitgebracht habe."

Der Gruppenleiter zeigt die Blumen:
z.B. Rose, Nelke, Lilie, Margerite, Anemone, Tulpe, Narzisse etc.

„Sie dürfen nun die Blumen nehmen und an ihnen riechen."

Der Gruppenleiter gibt die Blumen herum und lässt jeden einzelnen daran riechen.

„Welche Blumen haben Sie erkannt? Sie dürfen mir die Namen der Blumen zurufen. Vielleicht erinnert Sie eine Blume bzw. deren Duft auch an ein ganz bestimmtes Erlebnis?"

Übung 2: „Biographiearbeit"

(in Anlehnung an Schaade 1998, 2008; Osborn et al. 1997)

Der Gruppenleiter stellt die folgenden Fragen zur Biographie der Gruppenteilnehmer. Die Teilnehmer dürfen dann der Reihe nach auf die Fragen antworten.

„Sicherlich hatten Sie in Ihrem Leben häufig mit Blumen zu tun. Ich würde Ihnen nun gerne einige Fragen zu diesem Thema stellen. Sie dürfen einfach erzählen, welche Erfahrungen Sie gemacht haben."

Haben Sie gerne Blumen in Ihrer Wohnung bzw. Ihrem Zimmer?

Zu welchen Gelegenheiten verschenken Sie gerne Blumen?

Welche Blumen waren in Ihrem Hochzeitsstrauß?

Hatten Sie Blumen in Ihrem Garten? Wenn ja, welche?

Zu welchen Anlässen verschenkt man bestimmte Blumen?

Welche Blume ist Ihre Lieblingsblume?

Alternative: „Aufzählung und Unterscheidung"

(in Anlehnung an Stengel und Ladner-Merz 2006; Oppolzer 1996; Fiedler 1994; Halbach o.J)

Der Gruppenleiter stellt die vorgegebenen Fragen an die Gruppe. Er sammelt die mündlichen Antworten. Bei Bedarf können die gegebenen Antworten an der Flipchart angeschrieben werden.

„Ich stelle Ihnen nun unterschiedliche Fragen. Sie dürfen mir dann die Antworten zurufen."

Welche Blumen kennen Sie?

z.B. Rosen, Tulpen, Nelken, Vergissmeinnicht, Gerbera, Schlüsselblumen, Krokusse, Osterglocken, Maiglöckchen, Veilchen, Hahnenfuß, Geranien, Alpenveilchen, Schneeglöckchen, Löwenmäulchen, Sonnenblumen, Gänseblümchen, Astern…

„Überlegen Sie nun bitte gemeinsam mit mir:"

Welche Blumen blühen im Frühjahr?

z.B. Narzissen (Osterglocken), Märzenbecher, Krokusse, Gänseblümchen, Maiglöckchen, Schneestolz, Blaustern, Primel, Himmelschlüssel, Buschwindröschen, Veilchen…

Welche Blumen blühen im Sommer?

z.B. Tollkirsche, Fingerhut, Stechapfel, Dahlien, Fuchsie, Margeriten, Kornblume, Männertreu, Salbei, Rittersporn, Löwenmäulchen, Ringelblume…

Welche Blumen blühen im Herbst?

z.B. Astern, Dahlien, Chrysanthemen, Feuerdorn, Heidekräuter…

Welche Blumen gibt es im Winter?

z.B. Schneeglöckchen, Herbstzeitlosen, Eisblumen, Amaryllis (im Zimmer), Orchideen (im Zimmer), Azaleen (im Zimmer), Alpenveilchen (im Zimmer)…

Alternative: „Lieder zum Thema"

(in Anlehnung an Stengel und Ladner-Merz 2006; Oppolzer 1996; Normann 1994)

Blumen

Die Gruppenteilnehmer dürfen sich nun Lieder überlegen, in denen Blumen vorkommen. Diese dürfen sie dann auf Zuruf nennen.

Den Teilnehmern sollte genügend Zeit zum Überlegen gelassen werden. Als Hilfestellung kann den Teilnehmern vom Gruppenleiter die Melodie des Liedes vorgesungen werden.

„Ich würde nun gerne mit Ihnen gemeinsam nach Liedern suchen, in denen Blumen vorkommen. Bitte überlegen Sie kurz und sagen mir dann, welche Lieder Ihnen dazu einfallen."

Wenn keine Lösungen kommen:

„Ich summe Ihnen ein Lied vor. In diesem Lied kommt eine Blume vor. Kennen Sie es?"

Ein Lied nach Wahl wird den Teilnehmern vorgesummt. Diese Hilfestellung kann so oft wie nötig wiederholt werden.

Beispiele für Lösungen:

- *Guten Abend, gute Nacht*
- *Sah ein Knab ein Röslein stehn*
- *Kein Feuer, keine Kohle*
- *Mein kleiner grüner Kaktus*
- *Wenn ich ein Vöglein wär*
- *Ganz in weiß*
- *Geh aus mein Herz*
- *Nun will der Lenz uns grüßen*
- *Freut Euch des Lebens*
- *Grüß Gott du schöner Maien*
- *Und in dem Schneegebirge*
- *Weiße Rosen aus Athen*
- *Jetzt fängt das schöne Frühjahr an*
- *Guten Abend, gute Nacht*
- *Jetzt kommen die lustigen Tage*
- *Blau, blau, blau blüht der Enzian*
- *Für Dich solls rote Rosen regnen*

Nun darf von den Teilnehmern noch ein Lied gewünscht und mit ihnen gesungen werden.

„Nachdem wir so viele Lieder gefunden haben, dürfen Sie sich eines aussuchen. Dieses Lied werden wir dann alle gemeinsam singen."

Alternative: „Drei Begriffe"

(in Anlehnung an Stengel und Ladner-Merz 2006, 2007; Stengel 1984, 1993a, 1997; Knies et al. 1997; Halbach o.J.)

Der Gruppenleiter nennt drei unterschiedliche Blumen. Die Teilnehmer dürfen unter diesen Blumennamen die richtige Antwort auf die gestellte Frage aussuchen.
Sollte dies zu schwierig sein, können die drei Antwortmöglichkeiten auch an der Flipchart angeschrieben und dann gemeinsam überlegt werden, welche Antwort auf die jeweilige Frage zutreffend ist.

> „Ich nennen Ihnen nun drei unterschiedliche Blumen. Dann stelle ich Ihnen eine Frage. Sie dürfen die Frage dann beantworten, indem Sie sich für eine der genannten Blumen entscheiden. Ich nenne Ihnen ein Beispiel:"

Rose – Vergissmeinnicht – Schneeglöckchen
Welche Blume blüht blau?   Vergissmeinnicht

> „Und jetzt geht es weiter:"

Tulpen – Osterglocken – Astern
Welche Blume blüht nicht im Frühling?   Astern

Rosen – Krokusse – Freesien
Welche Blumen haben Dornen?   Rosen

Gerbera – Gänseblümchen – Schlüsselblumen
Welche Blume hat die größte Blüte?   Gerbera

Männertreu – Geranien – Margeriten
Welche Blumen wachsen in der freien heimischen Natur?   Margeriten

Mohnblumen – Butterblumen – Alpenveilchen
Welche Blume hält man typischerweise im Topf?   Alpenveilchen

Alternative: „Linien verfolgen"

(in Anlehnung an SimA 1993; Beyer 1994)

Die Übung besteht darin, dass die Teilnehmer die Linien, welche die Bilder verbinden, verfolgen und herausfinden, wohin die jeweiligen Linien führen.

Der Gruppenleiter teilt die Arbeitsblätter aus.

„Auf den Vorlagen vor Ihnen sind immer zwei Bilder mit einer Linie verbunden. Sie sollen nun herausfinden, wohin die Linie, die vom oberen Bild weggeht, führt. Verfolgen Sie die Linie möglichst nur mit den Augen. Nur bei großen Schwierigkeiten darf ein Finger zur Hilfe genommen werden."

Entspannung: Märchen „Das Schneeglöckchen"

Der Gruppenleiter liest zum Abschluss der Stunde einen Auszug aus dem Märchen „Das Schneeglöckchen" von Hans Christian Andersen vor. Nach Bedarf kann das Märchen auch kopiert werden und den Gruppenteilnehmern mitgegeben werden.

„Zum Abschluss der heutigen Stunde möchte ich Ihnen ein Stück aus einem Märchen vorlesen. Auch in diesem Märchen kommt eine Blume vor. Das Märchen heißt „Das Schneeglöckchen" und ist von Hans Christian Andersen. Vielleicht kennt es jemand."

Das Schneeglöckchen

Es war Winterzeit. Die Luft war kalt und der Wind scharf, aber zu Hause war es warm und gemütlich. In seinem eigenen Häuschen saß das Schneeglöckchen; es schlummerte in seiner Zwiebel unter der Erde und dem Schnee. Eines Tages fiel Regen. Die Tropfen drangen durch die Schneedecke hinab in die Erde; sie berührten die Blumenzwiebel und erzählten ihr von der Lichtwelt da oben. Bald drang auch ein Lichtstrahl ganz fein durch den Schnee hinab zu der Zwiebel und streichelte sie mit ihrer Wärme. „Komm herein!" sagte die Blume. „Das kann ich nicht", sagte der Sonnenstrahl, „ich bin noch nicht stark genug, um die Erde ganz aufzuschließen. Erst zum Sommer werde ich stärker." „Wann ist es Sommer?" fragte die Blume, und sie wiederholte diese Frage, sooft ein Sonnenstrahl zu ihr hinabdrang. Aber noch lag der Schnee, und es fror Eis auf dem Wasser in jeder Nacht. „Wie lange das dauert!" sagte ungeduldig die Blume. „Ich muß mich strecken! Ich muß hinaus und den Sommer einen guten Morgen zunicken! Es wird höchste Zeit!" Und die Blume reckte und streckte sich drinnen gegen die dünne Schale, die das Wasser von außen weichgemacht und die Sonne gestreichelt hatte. Bald sproß sie unter dem Schnee hervor mit weißgrüner Knospe auf grünem Stengel und mit schmalen, dicken Blättern, die gleich einem Mantel umgaben. Der Schnee war kalt, aber vom Lichte durchstrahlt. „Willkommen! Willkommen!" klang jeder Strahl, und die Blume erhob sich über den Schnee hinaus in die Lichtwelt. Und als die warmen Strahlen der Mittagssonne sie küssten, da öffnete sie sich ganz, weiß wie der Schnee und geschmückt mit grünen Streifen. Sie neigte ihr Haupt in Freude und Demut. „Wunderschöne Blume!" sangen die Sonnenstrahlen, „wie bist du frisch und zart, du bist die Erste, du bist die Einzige, Du läutest den Frühling ein!"

(Hans Christian Andersen)

Arbeitsmaterialien

Kopiervorlage Alternative: „Linien verfolgen"
(in Anlehnung an SimA 1993; Beyer 1994)

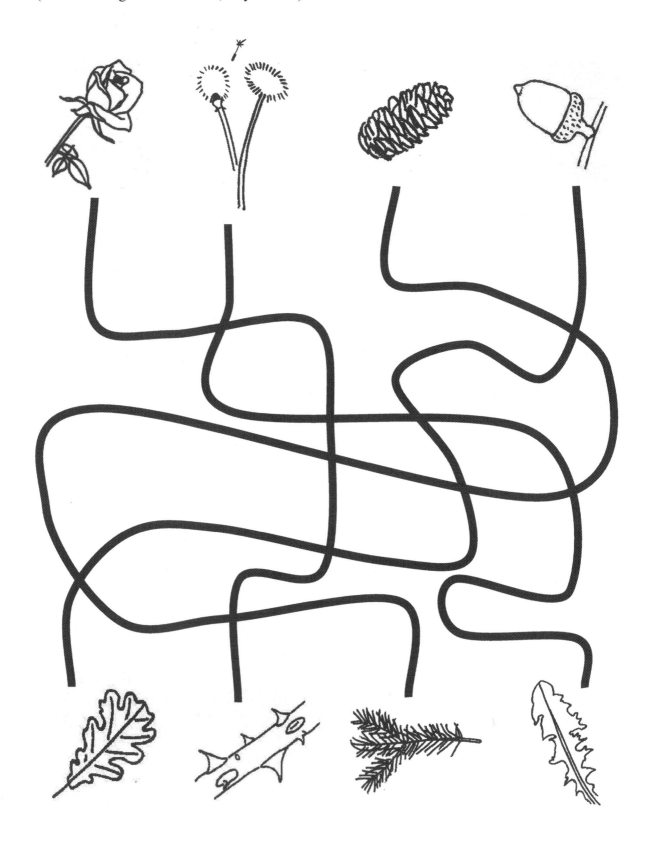

Kopiervorlage Entspannung: Märchen „Das Schneeglöckchen"

Das Schneeglöckchen

Es war Winterzeit.

Die Luft war kalt und der Wind scharf; aber zu Hause war es warm und gemütlich. In seinem eigenen Häuschen saß das Schneeglöckchen; es schlummerte in seiner Zwiebel unter der Erde und dem Schnee.

Eines Tages fiel Regen.

Die Tropfen drangen durch die Schneedecke hinab in die Erde; sie berührten die Blumenzwiebel und erzählten ihr von der Lichtwelt da oben. Bald drang auch ein Lichtstrahl ganz fein durch den Schnee hinab zu der Zwiebel und streichelte sie mit ihrer Wärme.

„Komm herein!" sagte die Blume.

„Das kann ich nicht", sagte der Sonnenstrahl, „ich bin noch nicht stark genug, um die Erde ganz aufzuschließen. Erst zum Sommer werde ich stärker."

„Wann ist es Sommer?" fragte die Blume, und sie wiederholte diese Frage, sooft ein Sonnenstrahl zu ihr hinabdrang.

Aber noch lag der Schnee, und es fror Eis auf dem Wasser in jeder Nacht.

„Wie lange das dauert!" sagte ungeduldig die Blume. „Ich muß mich strecken! Ich muß hinaus und den Sommer einen guten Morgen zunicken! Es wird höchste Zeit!"

Und die Blume reckte und streckte sich drinnen gegen die dünne Schale, die das Wasser von außen weichgemacht und die Sonne gestreichelt hatte. Bald sproß sie unter dem Schnee hervor mit weißgrüner Knospe auf grünem Stengel und mit schmalen, dicken Blättern, die gleich einem Mantel umgaben. Der Schnee war kalt, aber vom Lichte durchstrahlt.

„Willkommen! Willkommen!" klang jeder Strahl, und die Blume erhob sich über den Schnee hinaus in die Lichtwelt. Und als die warmen Strahlen der Mittagssonne sie küssten, da öffnete sie sich ganz, weiß wie der Schnee und geschmückt mit grünen Streifen. Sie neigte ihr Haupt in Freude und Demut.

„Wunderschöne Blume!" sangen die Sonnenstrahlen, „wie bist du frisch und zart, du bist die Erste, du bist die Einzige. Du läutest den Frühling ein!"

(Hans Christian Andersen)

Therapieeinheit 19 „Lebensmittel"

Geräte- und Medienbedarf:

- Verpackungen bekannter Lebensmittel
- Flipchart und Stifte
- (Unterschiedliche Geruchsproben: Kaffee, Zimt, Nelken, Pfeffer, Kümmel (in kleinen Dosen, z.B. Filmdöschen))

Aktivierender Teil

Absicht	Inhalt	Zeit-bedarf
TW, VW, Abruf LZG	1. Wahrnehmungsübung	7 Min.
Abruf LZG, Stärkung der Identität, EE	2. Biographiearbeit	13 Min.

Alternativaufgaben

Abruf LZG	- Aufzählung	5 Min.
Abruf LZG	- Wie heißt das Sprichwort richtig?	3 Min.
OW, Abruf LZG	- Wahrnehmungsübung – Gerüche	5 Min.

Entspannung

Absicht	Inhalt	Zeit-bedarf
Entspannung, Ausklang	Gedicht „Die Geschichte vom Suppen-Kaspar" von Heinrich Hoffmann	7 Min.

Übung 1: „Wahrnehmungsübung"

(in Anlehnung an Eisenburger 1998; Hanna und Hanna 1998)

Lebensmittel

Zu Beginn der Stunde gibt der Gruppenleiter verschiedene Verpackungen bekannter Lebensmittel in der Runde herum. Die Teilnehmer werden gebeten, sich die Verpackungen genau anzusehen und zu sagen, welche Lebensmittel darin verpackt sind bzw. waren.

> „Ich habe Ihnen heute Verpackungen verschiedener Lebensmittel mitgebracht, die Sie alle vermutlich schon sehr oft in Ihrem Leben gesehen haben. Sie dürfen diese jetzt genau anschauen und mir dann sagen, was darin verpackt ist oder war."

Können Sie mir sagen, was in diesen Verpackungen drin ist oder war?

Kennen Sie diese Lebensmittel, haben Sie sie verwendet?

Schmecken Ihnen diese Lebensmittel? Welches besonders?

Übung 2: „Biographiearbeit"

(in Anlehnung an Schaade 1998, 2008; Osborn et al. 1997)

Der Gruppenleiter stellt die folgenden Fragen zur Biographie der Gruppenteilnehmer. Die Teilnehmer dürfen dann der Reihe nach auf die Fragen antworten.

> „In unserer heutige Stunde dreht sich alles um Lebensmittel. Ich würde Ihnen nun gerne einige Fragen zu unserem heutigen Thema stellen. Sie dürfen einfach erzählen, welche Erfahrungen Sie gemacht haben."

Welche Nahrungsmittel wurden in Ihrer Kindheit ohne Verpackung verkauft?

Welche Süßigkeiten gab es in Ihrer Kindheit zu naschen?

Welchen Kuchen essen Sie am liebsten?

Wie oft gab es in Ihrer Kindheit Kuchen zu essen und zu welchen Anlässen?

Was gab es früher zu essen, was Sie überhaupt nicht mochten?

Waren Sie einmal beim Schlachten eines Tieres dabei?

Wie war es mit der Versorgung von Nahrungsmitteln während des Krieges?

Trinken Sie gerne Wein oder Bier?

Welches Gericht kochten Sie am liebsten?

Welches Gericht essen Sie am liebsten?

Alternative: „Aufzählung"

(in Anlehnung an Stengel und Ladner-Merz 2006, 2007; Oppolzer 1996; Fiedler 1994; Stengel 1993b)

Der Gruppenleiter stellt die vorgegebenen Fragen an die Gruppe. Er sammelt die mündlichen Antworten. Bei Bedarf können die gegebenen Antworten an der Flipchart angeschrieben werden.

„Ich stelle Ihnen nun unterschiedliche Fragen. Sie dürfen mir dann die Antworten zurufen."

Welche Käsesorten kennen Sie?
z.B. Emmentaler, Edamer, Leerdamer, Gauda, Ziegenkäse, Schafskäse, Parmesan, Gorgonzola, Butterkäse, Tilsiter, Limburger…

Welche Wurstsorten kennen Sie?
z.B. Salami, Göttinger, Hausmacher, Stadtwurst, Leberwurst, Bratwurst, Schinken, Krakauer, Blutwurst, Fleischwurst…

Was wird aus Milch hergestellt?
z.B. Käse, Joghurt, Butter, Sahne, Kefir, Sauermilch, Buttermilch, Kakao, Molke…

Welche Lebensmittel kann man beim Bäcker kaufen?
z.B. Roggenbrot, Mischbrot, Mohnbrötchen, Sesambrötchen, Vollkornbrötchen, Vollkornbrot, Kuchen, Plätzchen, Torten, Gebäck, Milchbrötchen, Lebkuchen…

Welche Brotsorten kennen Sie?
z.B. Sonnenblumenbrot, Roggenmischbrot, Schwarzbrot, Knäckebrot, Vollkornbrot, Toastbrot, Bauernbrot, Holzofenbrot, Kartoffelbrot, Weißbrot…

Alternative: „Wie heißt das Sprichwort richtig?"

(in Anlehnung an Stengel und Ladner-Merz 2006; Oppolzer 1998; Stengel 1986a, 1993a, 1997; Fiedler 1994)

Der Gruppenleiter nennt ein Sprichwort, in dem ein Wort falsch ist. Die Gruppenteilnehmer dürfen sich das Sprichwort anhören und herausfinden, welches Wort nicht in das Sprichwort passt. Sie dürfen dann das richtige Wort ergänzen.

„Ich nenne Ihnen nun ein Sprichwort. In diesem Sprichwort ist ein Wort falsch. Sie dürfen dieses falsche Wort herausfinden und durch das richtige Wort ersetzen."

Was der <u>Schreiner</u> nicht kennt, das isst er nicht.   Bauer

Die <u>reichsten</u> Bauern haben die größten Kartoffeln.   dümmsten

Wer die Suppe eingebrockt hat, der muss sie auch <u>probieren</u>.   auslöffeln

Essen und <u>Schlafen</u> hält Leib und Seele zusammen.   Trinken

Es wird nichts so <u>fettig</u> gegessen, wie es gekocht wird.   heiß

Mit <u>Bratkartoffeln</u> fängt man Mäuse.   Speck

Alternative: „Wahrnehmungsübung"

(in Anlehnung an Stengel und Ladner-Merz 2006, 2007; Eisenburger 1998; Hanna und Hanna 1998; Stengel 1986a, 1993a, 1997; Halbach 1995)

Gerüche

Der Gruppenleiter bereitet kleine Geruchsproben in Dosen (z.B. leere Fotofilmdosen) vor. Die Gruppenteilnehmer dürfen an unterschiedlichen Duftproben riechen und sollen erkennen, welchen Geruch sie in der Nase haben.

> „Ich lasse nun ein Döschen in der Gruppe herumreichen. In dem Döschen ist etwas drin, das stark riecht. Sie dürfen daran riechen. Wenn alle an dem Döschen gerochen haben, wollen wir versuchen, herauszufinden, was dies für ein Geruch ist."

Der Gruppenleiter gibt nacheinander die Döschen herum.
z.B. Schuhcreme, Essig, Kaffee, Orangenschalen, Waschmittel etc.

> „Haben Sie den Duft erkannt? Welcher ist es?"

Achtung: Nicht mehr als drei Düfte präsentieren! Überforderung möglich.

Entspannung: Gedicht „Die Geschichte vom Suppen-Kaspar"

Der Gruppenleiter liest zum Abschluss der Stunde „Die Geschichte vom Suppen-Kaspar" von Heinrich Hoffmann vor. Nach Bedarf kann die Geschichte auch kopiert und den Gruppenteilnehmern mitgegeben werden.

> „Zum Abschluss der heutigen Stunde möchte ich Ihnen eine Geschichte vorlesen. Auch in dieser Geschichte kommt ein Kind vor. Sie heißt „Die Geschichte vom Suppen-Kaspar" und ist von Heinrich Hoffmann. Sicherlich haben Sie sie auch schon mal gehört."

Die Geschichte vom Suppen-Kaspar

Der Kaspar, der war kerngesund,
ein dicker Bub und kugelrund.
Er hatte Backen rot und frisch;
Die Suppe aß er hübsch bei Tisch.
Doch einmal fing er an zu schrein:
„Ich esse keine Suppe! Nein!
Ich esse meine Suppe nicht!
Nein, meine Suppe ess ich nicht!"

Am nächsten Tag – ja sieh nur her!
Da war er schon viel magerer.
Da fing er wieder an zu schrein:
„Ich esse keine Suppe! Nein!
Ich esse meine Suppe nicht!
Nein, meine Suppe ess ich nicht!"

Am dritten Tag, o weh und ach!
Wie ist der Kaspar dünn und schwach!
Doch als die Suppe kam herein,
gleich fing er wieder an zu schrein:
„Ich esse keine Suppe! Nein!
Ich esse meine Suppe nicht!
Nein, meine Suppe ess ich nicht!"

Am vierten Tage endlich gar
Der Kaspar wie ein Fädchen war.
Er wog vielleicht ein halbes Lot –
Und war am fünften Tage tot.

(Heinrich Hoffmann)

Arbeitsmaterialien

Kopiervorlage Entspannung: Gedicht „Die Geschichte vom Suppen-Kaspar"

Die Geschichte vom Suppen-Kaspar

Der Kaspar, der war kerngesund,
ein dicker Bub und kugelrund.
Er hatte Backen rot und frisch;
Die Suppe aß er hübsch bei Tisch.
Doch einmal fing er an zu schrein:
„Ich esse keine Suppe! Nein!
Ich esse meine Suppe nicht!
Nein, meine Suppe ess ich nicht!"

Am nächsten Tag – ja sieh nur her!
Da war er schon viel magerer.
Da fing er wieder an zu schrein:
„Ich esse keine Suppe! Nein!
Ich esse meine Suppe nicht!
Nein, meine Suppe ess ich nicht!"

Am dritten Tag, o weh und ach!
Wie ist der Kaspar dünn und schwach!
Doch als die Suppe kam herein,
gleich fing er wieder an zu schrein:
„Ich esse keine Suppe! Nein!
Ich esse meine Suppe nicht!
Nein, meine Suppe ess ich nicht!"

Am vierten Tage endlich gar
Der Kaspar wie ein Fädchen war.
Er wog vielleicht ein halbes Lot –
Und war am fünften Tage tot.

(Heinrich Hoffmann)

20

Therapieeinheit 20 „Gemüse"

Geräte- und Medienbedarf:

- Verschiedene Gemüsesorten: Kartoffeln, Karotten, Paprika, Sellerie, Lauch...
- Flipchart und Stifte
- (Teller, Messer)
- (Arbeitsblätter)

Aktivierender Teil

Absicht	Inhalt	Zeit-bedarf
VW, TW, Abruf LZG	1. Wahrnehmungsübung	7 Min.
Abruf LZG, Stärkung der Identität, EE	2. Biographiearbeit	13 Min.

Alternativaufgaben

Absicht	Inhalt	Zeit-bedarf
Abruf LZG	- Aufzählung	3 Min.
Abruf LZG, SD	- Rätsel	3 Min.
GW, Abruf LZG	- Wahrnehmungsübung	6 Min.

Entspannung

Absicht	Inhalt	Zeit-bedarf
Entspannung, Ausklang	Textauszug aus Anna Wimschneiders Buch „Herbstmilch"	7 Min.

Übung 1: „Wahrnehmungsübung"

(in Anlehnung an Eisenburger 1998; Hanna und Hanna 1998)

Gemüse
Der Gruppenleiter zeigt den Teilnehmern das mitgebrachte Gemüse. Dann gibt er das Gemüse nacheinander in die Gruppe, so dass es jeder befühlen kann. Wenn jemand ein Stück erkannt hat, darf er das Gemüse benennen.

> „Ich zeige Ihnen nun einige Gemüsestücke."

Der Gruppenleiter zeigt das Gemüse und reicht es dann nacheinander herum.
z.B. Kartoffeln, Karotten, Zucchini, Kürbis, Kohl, Fenchel, Rosenkohl, Rote Beete, Paprika, Sellerie, Lauch...

> „Ich gebe Ihnen nun das Gemüse und Sie dürfen es anfassen und erfahren, wie es sich anfühlt. Wenn Sie erkannt haben, um welches Gemüse es sich handelt, dürfen Sie mir die Lösung zurufen."

Übung 2: „Biographiearbeit"

(in Anlehnung an Schaade 1998, 2008; Osborn et al. 1997)

Der Gruppenleiter stellt die folgenden Fragen zur Biographie der Gruppenteilnehmer. Die Teilnehmer dürfen dann der Reihe nach auf die Fragen antworten.

> „Sicherlich sind Sie in Ihrem Leben häufig mit Gemüse in Berührung gekommen. Vielleicht hatten Sie sogar selbst einen Garten in dem Sie Gemüse anbauen konnten.
> Ich würde Ihnen nun gerne einige Fragen zu diesem Thema stellen. Sie dürfen erzählen, welche Erfahrungen Sie gemacht haben."

Welches Gemüse hatten Sie früher in Ihrem Garten?

Welches Gemüse essen Sie besonders gerne?

Welche Gerichte kann man mit Gemüse kochen?
z.B. Gemüsesuppe, Gemüseauflauf, Kartoffelbrei, Folienkartoffeln, Bohnensuppe, Kartoffelsalat, Rotkraut, Wirsing, Kohlrabigemüse, gefüllte Paprika...

Welche Zutaten braucht man für die genannten Gerichte?

Wie haben Sie das Gemüse über den Winter haltbar gemacht?
z.B. im Keller gelagert, eingeweckt, eingekocht

Alternative: „Aufzählung"

(in Anlehnung an Stengel und Ladner-Merz 2006, 2007; Oppolzer 1996; Fiedler 1994; Stengel 1993b)

Der Gruppenleiter stellt die vorgegebenen Fragen an die Gruppe. Er sammelt die mündlichen Antworten. Bei Bedarf können die gegebenen Antworten an die Flipchart geschrieben werden.

„Ich stelle Ihnen nun unterschiedliche Fragen. Sie dürfen mir dann die Antworten zurufen."

Welches Gemüse kennen Sie?
z.B. Paprika, Kartoffeln, Karotten, Kohlrabi, Sellerie, Lauch, Bohnen, Erbsen, Zucchini…

Welche Salatarten kennen Sie?
z.B. Grüner Salat, Eisbergsalat, Feldsalat, Kopfsalat, Rauke, Endivien…

Alternative: „Rätsel"

(in Anlehnung an Stengel und Ladner-Merz 2006; Knies et al. 1997; Jungmann 1995)

Der Gruppenleiter bereitet an der Flipchart entsprechend der Vorgabe das Rätsel vor. Dabei ist auf eine ausreichend große Schrift zu achten. Der Gruppenleiter stellt die vorgegebenen Fragen an die Gruppe und sammelt die mündlichen Antworten. Die gegebenen Antworten werden an die Flipchart geschrieben.

„Ich nenne Ihnen unterschiedliche Wörter. Sie dürfen mir dann das Gegenteil des Wortes zurufen. Ich nenne Ihnen ein Beispiel: Das Gegenteil von groß ist   …klein.
Ich trage Ihre Lösungen dann hier auf dieses Blatt ein. Und weiter geht`s:"

Das Gegenteil von klein	groß
Das Gegenteil von weit	eng
Das Gegenteil von fett	mager
Das Gegenteil von unter	über
Das Gegenteil von stark	schwach
Das Gegenteil von rund	eckig

„Die Anfangsbuchstaben der Lösungen ergeben nun ein Lösungswort und das Thema der Stunde. Wäre jemand von Ihnen so nett, mir das Lösungswort vorzulesen?"

Das Lösungswort wird zur Verdeutlichung noch mal an der Flipchart gezeigt.

Variante: Die Teilnehmer können das Rätsel auch selbständig auf dem Arbeitsblatt ausfüllen. Hierzu genügend Stifte und Kopien bereitstellen.

Das Lösungswort heißt „Gemüse".

Alternative: „Wahrnehmungsübung"

(in Anlehnung an Eisenburger 1998; Hanna und Hanna 1998)

Der Gruppenleiter schneidet das Gemüse (z.B. die Karotte und die Paprika) auf und gibt jedem Teilnehmer ein Stück Gemüse. Die Teilnehmer werden gebeten, das Gemüse bewusst und langsam zu essen, um den Geschmack zu erfahren.

> „Ich schneide nun ein Gemüse auf. Sie dürfen dann ein Stück von dem Gemüse kosten. Wie schmeckt Ihnen das Gemüse? Erinnert Sie dieser Geschmack an irgendetwas?"

Achtung: Auf Einschränkungen der Teilnehmer achten → Schluckstörungen, Kauprobleme, Allergien...

Entspannung: Textauszug aus Anna Wimschneiders Buch „Herbstmilch"

Der Gruppenleiter liest zum Abschluss der Stunde einen Textauszug aus Anna Wimschneiders „Herbstmilch" vor. Nach Bedarf kann der Text auch kopiert werden und den Gruppenteilnehmern mitgegeben werden.

> „Zum Abschluss der heutigen Stunde möchte ich Ihnen einen Text aus Anna Wimschneiders Buch „Herbstmilch" vorlesen. Es handelt auch von einem bestimmten Gemüse"

Milch und Kartoffeln und Brot gehörten zu unserer Hauptnahrung. Abends, wenn ich nicht mehr richtig kochen konnte, weil wir oft von früh bis vier Uhr nachmittags Schule hatten und dann erst in der Abenddämmerung heimkamen, da haben wir für die Schweine einen großen Dämpfer Kartoffeln gekocht. Die kleinen Kinder konnten kaum erwarten, bis er fertig war, schliefen dann aber doch auf dem Kanapee oder auf der harten Bank ein. Wir mussten sie dann zum Essen wecken. Weil wir so viel Hunger hatten, haben wir so viel Kartoffeln gegessen, dass für die Schweine nicht genug übrig blieb. Da hat der Vater geschimpft. Der Hans hat einmal 13 Kartoffeln gegessen, da hat der Vater gesagt, bist du narrisch, du frisst mehr wie eine Sau, friss nicht so viel, es bleibt ja nichts mehr für die Sau."

(Wimschneider 1990)

Arbeitsmaterialien

Kopiervorlage Alternative: „Rätsel"
(in Anlehnung an Stengel und Ladner-Merz 2006; Knies et al. 1997; Jungmann 1995)

Gegenteil von…

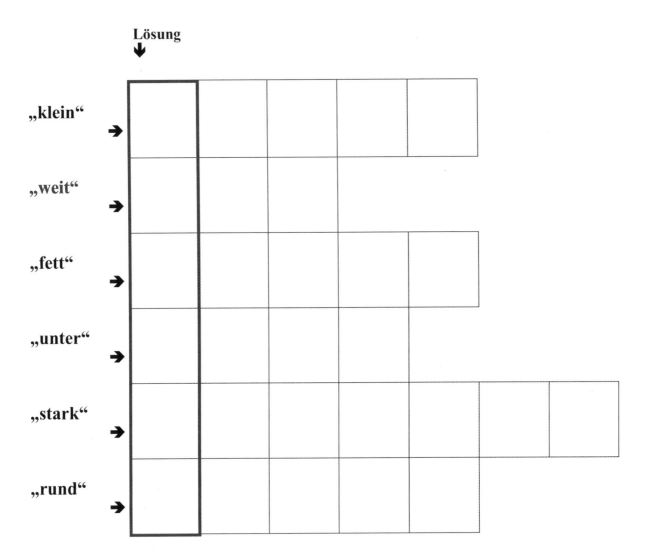

Kopiervorlage Entspannung: Textauszug aus Anna Wimschneider „Herbstmilch"

Milch und Kartoffeln und Brot gehörten zu unserer Hauptnahrung. Abends, wenn ich nicht mehr richtig kochen konnte, weil wir oft von früh bis vier Uhr nachmittags Schule hatten und dann erst in der Abenddämmerung heimkamen, da haben wir für die Schweine einen großen Dämpfer Kartoffeln gekocht. Die kleinen Kinder konnten kaum erwarten, bis er fertig war, schliefen dann aber doch auf dem Kanapee oder auf der harten Bank ein. Wir mussten sie dann zum Essen wecken. Weil wir so viel Hunger hatten, haben wir so viel Kartoffeln gegessen, dass für die Schweine nicht genug übrig blieb. Da hat der Vater geschimpft. Der Hans hat einmal 13 Kartoffeln gegessen, da hat der Vater gesagt, bist du narrisch, du frisst mehr wie eine Sau, friss nicht so viel, es bleibt ja nichts mehr für die Sau.

(Wimschneider 1990)

Therapieeinheit 21
„Gewürze"

Geräte- und Medienbedarf:

- Gewürze: Zimt, Nelken, Pfeffer, Kümmel, Anis...
- Kräuter: Schnittlauch, Rosmarin, Kresse, Petersilie, Basilikum...
- Flipchart und Stifte
- (Arbeitsblätter)

Aktivierender Teil

Absicht	Inhalt	Zeit-bedarf
OW, Abruf LZG	1. Wahrnehmungsübung	7 Min.
Abruf LZG, Stärkung der Identität, EE	2. Biographiearbeit	13 Min.

Alternativaufgaben

Abruf LZG	- Aufzählung	5 Min.
Abruf LZG, SD	- Rätsel	3 Min.
VW, OW, GW, Abruf LZG	- Wahrnehmungsübung	6 Min.

Entspannung

Absicht	Inhalt	Zeit-bedarf
Entspannung, Ausklang	Geschichte „Vom Tabak" von Michael Bauer	10 Min.

Übung 1: „Wahrnehmungsübung"

(in Anlehnung an Stengel und Ladner-Merz 2006, 2007; Eisenburger 1998; Hanna und Hanna 1998; Stengel 1986a, 1993a, 1997; Halbach 1995)

Gewürze

Der Gruppenleiter lässt die Teilnehmer an den mitgebrachten Düften (z.B. in Fotofilmdöschen) riechen. Die Teilnehmer dürfen dann mitteilen, was sie riechen.

> „Ich gebe Ihnen nun einige Gewürze zu riechen, die alle in der Küche verwendet werden."

Der Gruppenleiter lässt jeden einzelnen an den mitgebrachten Gewürzen riechen.

> „Vielleicht erkennen Sie einen Duft und können zuordnen, welches Gewürz dies ist. Dies dürfen Sie mir dann sagen. Vielleicht erinnert Sie der Duft auch an einen bestimmten Menschen oder an ein bestimmtes Gericht."

Die unterschiedlichen Gewürze werden zur Wahrnehmung angeboten:
z.B. Zimt, Ingwer, Nelken, Pfeffer, Kümmel, Anis, Muskat, Wacholderbeere...

Bitte beachten: Nicht mehr als drei Düfte präsentieren! Überforderung möglich!

Übung 2: „Biographiearbeit"

(in Anlehnung an Schaade 1998, 2008; Osborn et al. 1997)

Die Gruppenleiterin stellt die folgenden Fragen zur Biographie der Gruppenteilnehmer. Die Teilnehmer dürfen dann der Reihe nach auf die Fragen antworten.

> „Sicherlich sind Sie in Ihrem Leben häufig mit Gewürzen und Kräutern in Berührung gekommen. Vielleicht hatten Sie sogar selbst einen Garten, in dem Sie Kräuter ernten konnten. Ich würde Ihnen nun gerne einige Fragen zu diesem Thema stellen. Sie dürfen erzählen, welche Erfahrungen Sie gemacht haben."

Welche Gewürze und Kräuter haben Sie früher in Ihrem Garten angebaut?

Welche Gewürze und Kräuter haben Sie in Ihrer Küche verwendet?

Welche Speisen haben Sie mit welchen Gewürzen verfeinert (evtl. jedes einzelne Gewürz noch mal durchgehen)?

Welches Gewürz oder welche Kräuter mögen Sie ganz besonders gerne?

Kennen Sie Kräuter, die gegen bestimmte Beschwerden helfen?

Trinken Sie gerne Kräutertee, und wenn ja, welche?

Alternative: „Aufzählung"

(in Anlehnung an Stengel und Ladner-Merz 2006, 2007; Oppolzer 1996; Fiedler 1994; Stengel 1993b)

Der Gruppenleiter stellt die vorgegebenen Fragen an die Gruppe. Er sammelt die mündlichen Antworten. Bei Bedarf können die gegebenen Antworten an die Flipchart geschrieben werden.

„Ich stelle Ihnen nun unterschiedliche Fragen. Sie dürfen mir dann die Antworten zurufen."

Welche Kräuter, die in der Küche verwendet werden, kennen Sie?
z.B. Schnittlauch, Petersilie, Basilikum, Thymian, Zitronenmelisse, Rosmarin, Majoran…

Welche Gewürze, die in der Küche Verwendung finden, kennen Sie?
z.B. Zimt, Nelken, Curry, Paprika, Muskatnuss, Pfeffer, Kümmel, Anis…

Alternative: „Rätsel"

(in Anlehnung an Stengel und Ladner-Merz 2006; Knies et al. 1997; Jungmann 1995)

Der Gruppenleiter bereitet an der Flipchart entsprechend der Vorgabe das Rätsel vor. Dabei ist auf eine ausreichend große Schrift zu achten. Der Gruppenleiter stellt die vorgegebenen Fragen an die Gruppe und sammelt die mündlichen Antworten. Die gegebenen Antworten werden an die Flipchart geschrieben.

„Ich nenne Ihnen unterschiedliche Wörter. Sie dürfen mir dann das Gegenteil des Wortes zurufen. Ich nenne Ihnen ein Beispiel:

Das Gegenteil von groß   klein

„Ich trage Ihre Lösungen dann hier auf dieses Blatt ein."

Das Gegenteil von gesund   krank

Das Gegenteil von arm   reich

Das Gegenteil von jünger   älter

Das Gegenteil von oben   unten

Das Gegenteil von lustig   traurig

Das Gegenteil von heiter   ernst

Das Gegenteil von glatt   rau

> „Die Anfangsbuchstaben der Lösungen ergeben nun ein Lösungswort und das Thema der Stunde. Wäre jemand von Ihnen so nett, mir das Lösungswort vorzulesen?"

Das Lösungswort wird zur Verdeutlichung noch mal an der Flipchart gezeigt.

Das Lösungswort heißt „Kräuter".

Alternative: „Wahrnehmungsübung"

(in Anlehnung an Eisenburger 1998; Hanna und Hanna 1998)

Kräuter

Der Gruppenleiter zeigt den Teilnehmern mitgebrachte Kräuter. Dann gibt er die Kräuter nacheinander in die Gruppe, so dass sie jeder befühlen kann. Wenn jemand ein Kraut erkannt hat, darf er dies benennen.

> „Ich zeige Ihnen nun einige Kräuter."

Der Gruppenleiter zeigt die Kräuter.
z.B. Schnittlauch, Petersilie, Basilikum, Thymian, Rosmarin, Oregano, Majoran, Salbei, Kresse...

> „Ich gebe Ihnen nun die Kräuter und Sie dürfen die Kräuter anfassen, Blättchen zwischen den Fingern zerreiben und riechen. Wenn Sie erkannt haben, um welches Kraut es sich handelt, dürfen Sie mir die Lösung zurufen."

Der Gruppenleiter bietet dann die Kräuter zum Probieren an. Er gibt jedem Teilnehmer ein Teil des Krautes (eines das vorher gewaschen wurde, und nicht bereits in den Händen der Teilnehmer war). Die Teilnehmer werden gebeten, das Kraut bewusst und langsam zu essen, um den Geschmack zu erfahren.

> „Sie dürfen ein kleines Stück von den Kräutern kosten. Wie schmecken Ihnen die Kräuter? Erinnert Sie dieser Geschmack an irgendetwas?"

Achtung: Auf Einschränkungen der Teilnehmer achten: Schluckstörungen, Allergien etc.!

Entspannung: Geschichte „Vom Tabak"

Der Gruppenleiter liest zum Abschluss der Stunde die Geschichte „Vom Tabak" von Michael Bauer. Nach Bedarf kann die Geschichte auch kopiert werden und den Gruppenteilnehmern mitgegeben werden.

> „Zum Abschluss der heutigen Stunde möchte ich Ihnen eine Geschichte vorlesen. Sie handelt von einem ganz bestimmten Kraut, dem Tabak, und ist von Michael Bauer."

An einem Sonntagnachmittag erging sich ein Bauer im Wald und fand auf einer Lichtung einen Acker, den er vorher nie gesehen hatte. Das wunderte ihn natürlich sehr. Noch mehr aber wunderte ihn das fremde Kraut, das auf dem Acker wuchs. Ziemlich hohe, üppige Stauden, große breite Blätter, schöne Trichterblüten, Pflanze um Pflanze fein säuberlich in Reih und Glied – ganz seltsam!

Im Acker hantierte gebückt ein Mann. Es schien, als risse er das Unkraut aus. Der Bauer näherte sich ihm voll Neugier und besann sich, wie er wohl ein Gespräch mit ihm anfangen könnte.

Als er nahe genug war und sah, dass ihm der Mann ganz fremd war, rief er: „Das Wild, Herr Nachbar, wird wohl recht Schaden tun hier!"

Der Fremde richtete sich auf, besah sich den Bauern prüfend von oben bis unten und antwortete schließlich: „Daran geht mir kein Tier, da könnt Ihr Euch drauf verlassen."

„Dann wird's aber auch nicht viel taugen, wenn's nicht mal ein Tier mag", meinte der Bauer. „Mir taugt's", erwiderte der Fremde kurz.

„Hat dieses Zeug auch einen Namen?" fragte der Bauer weiter. „Natürlich hat es einen Namen", sagte der andere, „aber einen, den Ihr Euer Lebtag nicht herausbringen würdet." „So, so." spottete der Bauer, und der Hochmut stach ihn. „Wir Einheimischen sind, wenn's drauf ankommt, immer auch noch so gescheit wie so ein Zugezogener."

„Jetzt trat der Fremde an den Bauern heran und sagte: „Herr Vetter, wollen wir einmal wetten? Wenn Ihr innerhalb von acht Tagen den Namen des Krautes herausgebracht habe, so gehört Euch der ganze Acker. Wenn Ihr aber bis dahin den Namen nicht wisst, so soll Euch der Teufel holen!"

Der Bauer lachte: „Um den Preis nehme ich die Wette an", und streckte dem anderen die Hand hin. Der schlug rasch ein. Und dabei funkelte so eine boshafte Freude in seinen Augen, dass der Bauer betroffen zu Boden sah. Was er da aber sah, das machte ihm das Blut erstarren: Der Fremde hatte einen Pferdefuß – er war also der leibhaftige Teufel selber.

Der Schrecken durchfuhr den Bauern dermaßen, dass er am liebsten gleich davongelaufen wäre. Dann aber raffte er allen Mut und Stolz zusammen und sagte mit erkünstelter Gleichgültigkeit: „Also auf Wiedersehen in acht Tagen! Guten Abend!" …. "n'Abend", erwiderte der Teufel.

Sonst pflegte der Bauer an jedem Sonntag ins Wirtshaus zu gehen. An diesem unheilvollen Sonntag blieb er aber daheim. Er holte ein altes Kräuterbuch hervor, das als ein Erbstück von seiner Großmutter bisher unbenützt im Schrank gelegen hatte, und suchte darin herum, ob er den Namen des seltsamen Krautes hier nicht vielleicht fände. Er schien aber kein Glück mit seinem Suchen zu haben, denn eins ums andere Mal seufzte er dabei zum Erbarmen.

Die Bäuerin, eine muntere, aufgeweckte Frau, schaute ihm zu und hatte die Frage nach seiner Not schon ein paar Mal auf der Zunge gehabt, doch immer wieder unterdrückt, weil sie wusste, dass er schließlich von selber reden würde. Endlich brach er denn auch in die Worte aus:

„O Weib, o Weib, dein armer Mann!" Jetzt erst fragte sie, und er schüttete sein Herz aus… "Wann also muss die Sache spätestens entschieden sein?", erkundigte sich die Bäuerin zum Schluss.

„Heut in acht Tagen", antwortete er. „Nun ja, dass sind ja noch so viele Tage und Nächte; da kann einem viel einfallen. Sei nur ganz getrost. Das wäre nicht das erste Mal, dass der Teufel überlistet würde", fügte sie guten Mutes hinzu.

Etliche Tage tat sie, als hätte sie die ganze Geschichte vergessen. Je näher der entscheidende Sonntag herankam, umso schwerer wurde es dem Bauern zumut. Endlich kam ein Vormittag, an dem sie allein zuhaus war. Der Bauer war zum Markt gegangen, das Gesinde war alles auf dem Felde, die Kinder in der Schule.

Eine abenteuerliche Kriegslist hatte sich die Bäuerin unterdessen ersonnen, und diese wollte sie jetzt ausführen. Sie wusste, dass der Teufel im Grunde doch recht dumm ist, und darauf baute sie ihre Hoffnung.

Erst zog sie ihre ältesten Kleider an. Dann schüttete sie ein Fass Teer auf die Erde und wälzte sich darinnen. Zuletzt schnitt sie ein Deckbett auf, so dass sie Federn bloßlagen und legte sich mit der klebrigen Kleidung hinein. Als sie wieder aufstand, war sie das drolligste Federvieh, das wohl je auf der Welt herumgelaufen ist. In diesem Aufzug ging sie in den Wald zu des Teufels Pflanzung. Dort trippelte sie die Furchen auf und ab, bückte sich und wippte mit dem Kopfe, als wolle sie die Blätter abfressen. Bald kam der Teufel und erschrak nicht wenig, als er den ungeheuren Vogel in seinem Feld sah. Es wurde ihm angst und bange um sein Gewächs. Er schlug in die Hände und schrie aus Leibeskräften: „Husch, husch! Klatsch! Gehst du raus, gehst du gleich raus aus meinem Tabak!"

Jetzt rannte der seltsame große Vogel wirklich wie ein verscheuchtes Huhn, ohne aufzufliegen, nach dem Waldesdickicht und stieß dabei komische Töne aus – halb Gegacker, halb Gekicher. Der Teufel lauerte noch eine zeitlang, ob der Riesenvogel nicht wiederkomme. Es bleib aber alles ruhig. Einen besonderen Schaden, konnte er an den Stellen, wo sich dieser Unhold herumgetrieben hat, noch nicht entdecken, so dass er wieder beruhigt und zufrieden auf sein Werk schaute. Nach und nach wurde es wieder Sonntag. Der Teufel hatte nicht den geringsten Zweifel darüber, dass er die Wette gewinnen würde. Er hatte das Kraut ja erst erfunden, und wie sollte jemand den Namen wissen! Vergnügt saß er auf einem Markstein am Waldsaum und erwartete sein Opfer. Er ließ den Bauer gar nicht erst herankommen. Von weitem schon rief er ihm zu: „Nun gelt, Du weißt den Namen ja doch nicht!" „Ich werde den Namen nicht wissen?", sagte der Bauer trocken. „Das ist doch nicht schwer, das Kraut heißt Tabak." Da fuhr der Teufel fauchend wie ein tolle Katze dreimal im Kreise herum, stieß sich in blinder Wut zweimal an die Bäume, dass es nur so knackte und ihm im Augenblick zwei Hörner auf der Stirn entstanden, dann verschwand er unter schrecklichem Fluchen.

Der Bauer übernahm den Acker und war nach dem Teufel der erste Tabakbauer, den es gab, und lebte noch lange Jahre glücklich und zufrieden mit seiner schlauen Bäuerin. Wenn er sich sonntags behaglich schmunzelnd seine lange, mit Tabak gefüllte Pfeife ansteckte, dann lobte er jedes Mal sein kluges, mutiges Weib. Der Teufel aber hat sich seitdem nie wieder bei ihm blicken lassen.

(Michael Bauer)

Arbeitsmaterialien

21

21

Kopiervorlage Alternative: „Rätsel"

(in Anlehnung an Stengel und Ladner-Merz 2006; Knies et al. 1997; Jungmann 1995)

Gegenteil von…

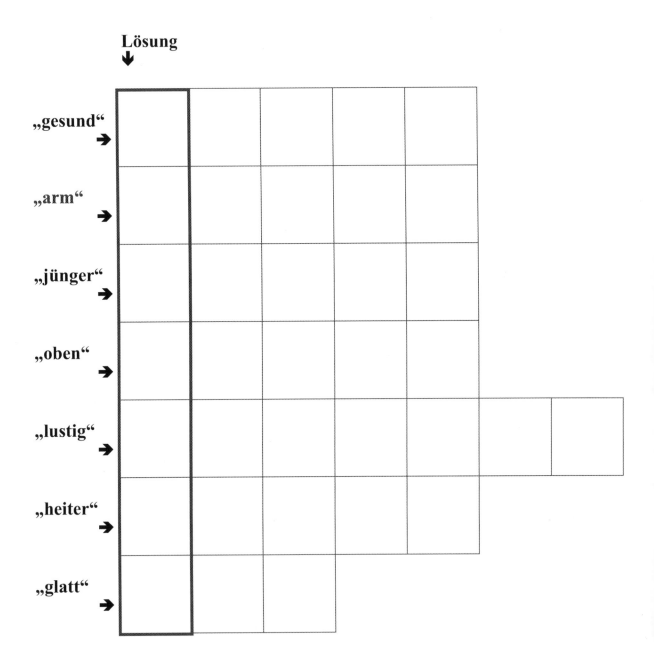

Kopiervorlage Entspannung: Geschichte „Vom Tabak"

An einem Sonntagnachmittag erging sich ein Bauer im Wald und fand auf einer Lichtung einen Acker, den er vorher nie gesehen hatte. Das wunderte ihn natürlich sehr. Noch mehr aber wunderte ihn das fremde Kraut, das auf dem Acker wuchs. Ziemlich hohe, üppige Stauden, große breite Blätter, schöne Trichterblüten, Pflanze um Pflanze fein säuberlich in Reih und Glied – ganz seltsam!

Im Acker hantierte gebückt ein Mann. Es schien, als risse er das Unkraut aus. Der Bauer näherte sich ihm voll Neugier und besann sich, wie er wohl ein Gespräch mit ihm anfangen könnte.

Als er nahe genug war und sah, dass ihm der Mann ganz fremd war, rief er: „Das Wild, Herr Nachbar, wird wohl recht Schaden tun hier!"

Der Fremde richtete sich auf, besah sich den Bauern prüfend von oben bis unten und antwortete schließlich: „Daran geht mir kein Tier, da könnt Ihr Euch drauf verlassen:"

„Dann wird's aber auch nicht viel taugen, wenn's nicht mal ein Tier mag", meinte der Bauer. „Mir taugt's", erwiderte der Fremde kurz.

„Hat dieses Zeug auch einen Namen?" fragte der Bauer weiter. „Natürlich hat es einen Namen", sagte der andere, „aber einen, den Ihr Euer Lebtag nicht herausbringen würdet."

„So, so." spottete der Bauer, und der Hochmut stach ihn. „Wir Einheimischen sind, wenn's drauf ankommt, immer auch noch so gescheit wie so ein Zugezogener."

„Jetzt trat der Fremde an den Bauern heran und sagte: „Herr Vetter, wollen wir einmal wetten? Wenn Ihr innerhalb von acht Tagen den Namen des Krautes herausgebracht habe, so gehört Euch der ganze Acker. Wenn Ihr aber bis dahin den Namen nicht wisst, so soll Euch der Teufel holen!"

Der Bauer lachte: „Um den Preis nehme ich die Wette an", und streckte dem anderen die Hand hin. Der schlug rasch ein. Und dabei funkelte so eine boshafte Freude in seinen Augen, dass der Bauer betroffen zu Boden sah. Was er da aber sah, das machte ihm das Blut erstarren: Der Fremde hatte einen Pferdefuß – er war also der leibhaftige Teufel selber.

Der Schrecken durchfuhr den Bauern dermaßen, dass er am liebsten gleich davongelaufen wäre. Dann aber raffte er allen Mut und Stolz zusammen und sagte mit erkünstelter Gleichgültigkeit: „Also auf Wiedersehen in acht Tagen! Guten Abend!" …."n'Abend", erwiderte der Teufel.

Sonst pflegte der Bauer an jedem Sonntag ins Wirtshaus zu gehen. An diesem unheilvollen Sonntag blieb er aber daheim. Er holte ein altes Kräuterbuch hervor, das als ein Erbstück von seiner Großmutter bisher unbenützt im Schrank gelegen hatte, und suchte darin herum, ob er den Namen des seltsamen Krautes hier nicht vielleicht fände. Er schien aber kein Glück mit seinem Suchen zu haben, denn eins ums andere Mal seufzte er dabei zum Erbarmen.

Die Bäuerin, eine muntere, aufgeweckte Frau, schaute ihm zu und hatte die Frage nach seiner Not schon ein paar Mal auf der Zunge gehabt, doch immer wieder unterdrückt, weil sie wusste, dass er schließlich von selber reden würde. Endlich brach er denn auch in die Worte aus: „O Weib, o Weib, dein armer Mann!" Jetzt erst fragte sie, und er schüttete sein Herz aus… "Wann also muss die Sache spätestens entschieden sein?", erkundigte sich die Bäuerin zum Schluss.

„Heut in acht Tagen", antwortete er.

„Nun ja, dass sind ja noch so viele Tage und Nächte; da kann einem viel einfallen. Sei nur ganz getrost. Das wäre nicht das erste Mal, dass der Teufel überlistet würde", fügte sie guten Mutes hinzu.

Etliche Tage tat sie, als hätte sie die ganze Geschichte vergessen. Je näher der entscheidende Sonntag herankam, umso schwerer wurde es dem Bauern zumut. Endlich kam ein Vormittag, an dem sie allein zuhaus war. Der Bauer war zum Markt gegangen, das Gesinde war alles auf dem Felde, die Kinder in der Schule.

Eine abenteuerliche Kriegslist hatte sich die Bäuerin unterdessen ersonnen, und diese wollte sie jetzt ausführen. Sie wusste, dass der Teufel im Grunde doch recht dumm ist, und darauf baute sie ihre Hoffnung.

Erst zog sie ihre ältesten Kleider an. Dann schüttete sie ein Fass Teer auf die Erde und wälzte sich darinnen. Zuletzt schnitt sie ein Deckbett auf, so dass sie Federn bloßlagen und legte sich mit der klebrigen Kleidung hinein. Als sie wieder aufstand, war sie das drolligste Federvieh, das wohl je auf der Welt herumgelaufen ist. In diesem Aufzug ging sie in den Wald zu des Teufels Pflanzung. Dort trippelte sie die Furchen auf und ab, bückte sich und wippte mit dem Kopfe, als wolle sie die Blätter abfressen. Bald kam der Teufel und erschrak nicht wenig, als er den ungeheuren Vogel in seinem Feld sah. Es wurde ihm angst und bange um sein Gewächs. Er schlug in die Hände und schrie aus Leibeskräften: „Husch, husch! Klatsch! Gehst du raus, gehst du gleich raus aus meinem Tabak!"

Jetzt rannte der seltsame große Vogel wirklich wie ein verscheuchtes Huhn, ohne aufzufliegen, nach dem Waldesdickicht und stieß dabei komische Töne aus – halb Gegacker, halb Gekicher. Der Teufel lauerte noch eine zeitlang, ob der Riesenvogel nicht wiederkomme. Es bleib aber alles ruhig. Einen besonderen Schaden, konnte er an den Stellen, wo sich dieser Unhold herumgetrieben hat, noch nicht entdecken, so dass er wieder beruhigt und zufrieden auf sein Werk schaute. Nach und nach wurde es wieder Sonntag. Der Teufel hatte nicht den geringsten Zweifel darüber, dass er die Wette gewinnen würde. Er hatte das Kraut ja erst erfunden, und wie sollte jemand den Namen wissen! Vergnügt saß er auf einem Markstein am Waldsaum und erwartete sein Opfer. Er ließ den Bauer gar nicht erst herankommen. Von weitem schon rief er ihm zu: „Nun gelt, Du weißt den Namen ja doch nicht!" „Ich werde den Namen nicht wissen?", sagte der Bauer trocken. „Das ist doch nicht schwer, das Kraut heißt Tabak." Da fuhr der Teufel fauchend wie ein tolle Katze dreimal im Kreise herum, stieß sich in blinder Wut zweimal an die Bäume, dass es nur so knackte und ihm im Augenblick zwei Hörner auf der Stirn entstanden, – dann verschwand er unter schrecklichem Fluchen.

Der Bauer übernahm den Acker und war nach dem Teufel der erste Tabakbauer, den es gab, und lebte noch lange Jahre glücklich und zufrieden mit seiner schlauen Bäuerin. Wenn er sich sonntags behaglich schmunzelnd seine lange, mit Tabak gefüllte Pfeife ansteckte, dann lobte er jedes Mal sein kluges, mutiges Weib. Der Teufel aber hat sich seitdem nie wieder bei ihm blicken lassen.

(Michael Bauer)

Therapieeinheit 22
„Freizeit"

Geräte- und Medienbedarf:

- CD- oder Kassettenabspielgerät, Lied zum Thema „Freizeit" (z.B. „Wochenend und Sonnenschein" von den Comedian Harmonists)
- Flipchart und Stifte
- Unterschiedliche Musikstücke: Langsamer Walzer, Walzer, Polka, Tango, Foxtrott

Aktivierender Teil

Absicht	Inhalt	Zeit-bedarf
AW, Abruf LZG	1. Hören eines Liedes	5 Min.
Abruf LZG, Stärkung der Identität, EE	2. Biographiearbeit	15 Min.

Alternativaufgaben

Abruf LZG	- Aufzählung	3 Min.
Abruf LZG	- Sprichwörter ergänzen	2 Min.
AW, Abruf LZG, SE	- Hören von Liedstücken	7 Min.

Entspannung

Absicht	Inhalt	Zeit-bedarf
Entspannung, Ausklang	Textauszug aus Anna Wimschneiders Buch „Herbstmilch"	7 Min.

Übung 1: „Hören eines Liedes"

(in Anlehnung an Osborn et al. 1997; Vennemann 2002)

Der Gruppenleiter spielt den Teilnehmern ein Lied zum Thema „Freizeit" (z.B. „Wochenend und Sonnenschein" von den Comedian Harmonists) vor. Gemeinsam wird dann über den Inhalt des Liedes gesprochen.

> „Ich möchte Ihnen ein Lied vorspielen. In diesem Lied kommt das Thema der heutigen Stunde sehr gut zum Tragen."

Kennen Sie dieses Lied?

Worum geht es in diesem Lied?

Übung 2: „Biographiearbeit"

(in Anlehnung an Schaade 1998, 2008; Osborn et al. 1997)

Der Gruppenleiter stellt die folgenden Fragen zur Biographie der Gruppenteilnehmer. Die Teilnehmer dürfen dann der Reihe nach auf die Fragen antworten.

> „Ich würde Ihnen nun gerne einige Fragen zu diesem Thema stellen. Sie dürfen erzählen, welche Erfahrungen Sie gemacht haben."

Sind Sie schon mal mit dem Riesenrad gefahren? Wann war das, mit wem und wie war das für Sie?

Wohin sind Sie in Ihrer Kindheit zum Schwimmen gegangen?

Welche Handarbeiten haben Sie gelernt? Welche haben Sie gerne gemacht?

Waren Sie schon mal im Kino? Was haben Sie sich angesehen? Mit wem?

Haben Sie mit Ihren Eltern Ausflüge unternommen? Wohin?

Gehen Sie gerne in ein Restaurant zum Essen?

Lesen Sie gerne? Was ist Ihr Lieblingsbuch?

Wohin würden Sie gerne noch einmal gehen? Welche Veranstaltung würden Sie gerne noch einmal besuchen?

Wann waren Sie zum ersten Mal Tanzen?

Wer war Ihr erster Tanzpartner?

Haben Sie gerne getanzt?

Welche Tänze kennen Sie?

Alternative: „Aufzählung"

(in Anlehnung an Stengel und Ladner-Merz 2006, 2007; Oppolzer 1996; Fiedler 1994; Stengel 1993b)

Der Gruppenleiter stellt die vorgegebenen Fragen an die Gruppe. Er sammelt die mündlichen Antworten. Bei Bedarf können die gegebenen Antworten an die Flipchart geschrieben werden.

„Ich stelle Ihnen nun unterschiedliche Fragen. Sie dürfen mir dann die Antworten zurufen."

Was kann man noch bei „Wochenend und Sonnenschein" machen?
z.B. baden, schwimmen, sonnen, Ausflug machen, spazieren, wandern, grillen, Picknick machen…

Welche Freizeitgestaltungen kennen Sie?
z.B. häkeln, stricken, sticken, ins Kino gehen, ins Theater gehen, tanzen, zum Essen gehen…

Alternative: „Sprichwörter ergänzen"

(in Anlehnung an Stengel und Ladner-Merz 2007; Stengel 1993a, 1997, 2003; Knies et al. 1997; Oppolzer 1996)

Der Gruppenleiter liest den ersten Teil eines Sprichwortes vor. Die Gruppenteilnehmer ergänzen den zweiten Teil des Sprichwortes auf Zuruf.

„Ich lese Ihnen den ersten Teil eines Sprichwortes vor. Sie dürfen dann das Sprichwort ergänzen. Rufen Sie mir die richtige Lösung einfach zu."

Am Abend wird...   (...der Faule fleißig.)

Dem Glücklichen...   (...schlägt keine Stunde.)

Wer schläft...   (...sündigt nicht.)

Müßiggang...   (...ist aller Laster Anfang.)

Was du heute kannst besorgen,...   (...das verschiebe nicht auf morgen.)

Wo man singt...   (...da lass dich ruhig nieder.)

Wie man sich bettet,...   (...so liegt man.)

Arbeit macht das Leben süß,...   (...Faulheit stärkt die Glieder.)

Alternative: „Hören von Liedstücken"

(in Anlehnung an Osborn et al. 1997; Labisch und Lepping 1996)

Der Gruppenleiter spielt den Gruppenteilnehmern unterschiedliche Musikstücke vor, z.B. langsamer Walzer, Walzer, Polka, Tango oder Foxtrott.
Er stellt nach jedem Stück die Frage, was man auf dieses Lied tanzen würde. Die Gruppenteilnehmer dürfen dann untereinander beratschlagen.

> „Ich möchte Ihnen nun ein Lied vorspielen. Sie dürfen mir sagen, was man auf dieses Musikstück tanzt. Sie können sich auch gerne untereinander beratschlagen."

Entspannung: Textauszug von Anna Wimschneiders Buch „Herbstmilch"

Der Gruppenleiter liest zum Abschluss der Stunde einen Textauszug aus Anna Wimschneiders Buch „Herbstmilch" vor. Nach Bedarf kann der Text auch kopiert und den Gruppenteilnehmern mitgegeben werden.

> „Zum Abschluss der heutigen Stunde möchte ich Ihnen einen Text aus Anna Wimschneiders Buch „Herbstmilch" vorlesen. Sie beschreibt, wie sie zum ersten Mal an einer Hochzeitsfeier teilnehmen durfte."

Ich war schon achtzehn, da kam eines Tages die Meieredermutter zum Vater und sagte, bei uns wird auf dem Hof geheiratet, du musst das Dirndl zur Hochzeit gehen lassen. Der Vater sagte, die lasse ich nicht hingehen, da müsst ich ihr auch ein Kleid kaufen. Die Meieredermutter sagte, dann kauf ich eins, das Dirndl muss viel arbeiten, es soll auch einmal eine Freude haben. Der Vater hat dann doch ein neues Kleid gekauft, und ich durfte zum ersten Mal zu einer Hochzeit gehen.
Es waren viele Hochzeitsgäste, denn es war ein großer Hof und eine weit verzweigte Verwandtschaft. Auch meine Mitschüler, Burschen und Mädchen, waren dort. Am Nebentisch saß einer, der Konrad, der schon in meiner Schulzeit freundlich zu mir gewesen war. Der holte mich zum Tanz, obwohl ich nicht tanzen konnte. Mittendrinnen auf dem Tanzboden, es war gerade eine Tanzpause, kam ein Freund vom Konrad dazu. Beide waren erst vor Wochen aus dem Arbeitsdienst zurückgekommen. Konrad hatte ihn gebeten, auch zur Hochzeit zu kommen, weil sie Freunde waren. Dieser nun hieß Albert. So ergab es sich, dass ich auch mit ihm ein wenig tanzte. Die beiden Freunde setzten sich zusammen und nahmen auch mich mit an ihrem Tisch. Aber erst musste ich meinen Vater fragen, der nicht weit weg saß. Er erlaubte es mir. Da waren nun lauter junge Leute beisammen, und alle lachten und waren lustig, und ich war auch fröhlich. Sie bezahlten mir die Brotzeit und machten auch mit mir ihre Späße.
Im Laufe des Nachmittags gingen die Gäste dann ins Nachbarwirtshaus, und da wurde nur mehr Wein getrunken. Die geladenen Hochzeitsgäste nahmen ein Mädchen ihrer Wahl mit. Als besondere Auszeichnung galt es für ein Mädchen, wenn es vom Brautführer gewählt wurde. Der Brautführer war der Bruder des Bräutigams, und der erwählte gerade mich. Nun saß ich am Ehrenplatz und wusste gar nicht, wie ich dazu gekommen war.

(Wimschneider 1990)

Arbeitsmaterialien

Kopiervorlage Entspannung: Textauszug aus Anna Wimschneiders Buch „Herbstmilch"

Ich war schon achtzehn, da kam eines Tages die Meieredermutter zum Vater und sagte, bei uns wird auf dem Hof geheiratet, du musst das Dirndl zur Hochzeit gehen lassen. Der Vater sagte, die lasse ich nicht hingehen, da müsst ich ihr auch ein Kleid kaufen. Die Meieredermutter sagte, dann kauf ich eins, das Dirndl muss viel arbeiten, es soll auch einmal eine Freude haben. Der Vater hat dann doch ein neues Kleid gekauft, und ich durfte zum ersten Mal zu einer Hochzeit gehen.

Es waren viele Hochzeitsgäste, denn es war ein großer Hof und eine weit verzweigte Verwandtschaft. Auch meine Mitschüler, Burschen und Mädchen, waren dort. Am Nebentisch saß einer, der Konrad, der schon in meiner Schulzeit freundlich zu mir gewesen war. Der holte mich zum Tanz, obwohl ich nicht tanzen konnte. Mittendrinnen auf dem Tanzboden, es war gerade eine Tanzpause, kam ein Freund vom Konrad dazu. Beide waren erst vor Wochen aus dem Arbeitsdienst zurückgekommen. Konrad hatte ihn gebeten, auch zur Hochzeit zu kommen, weil sie Freunde waren. Dieser nun hieß Albert. So ergab es sich, dass ich auch mit ihm ein wenig tanzte. Die beiden Freunde setzten sich zusammen und nahmen auch mich mit an ihrem Tisch. Aber erst musste ich meinen Vater fragen, der nicht weit weg saß. Er erlaubte es mir. Da waren nun lauter junge Leute beisammen, und alle lachten und waren lustig, und ich war auch fröhlich. Sie bezahlten mir die Brotzeit und machten auch mit mir ihre Späße.

Im Laufe des Nachmittags gingen die Gäste dann ins Nachbarwirtshaus, und da wurde nur mehr Wein getrunken. Die geladenen Hochzeitsgäste nahmen ein Mädchen ihrer Wahl mit. Als besondere Auszeichnung galt es für ein Mädchen, wenn es vom Brautführer gewählt wurde. Der Brautführer war der Bruder des Bräutigams, und der erwählte gerade mich. Nun saß ich am Ehrenplatz und wusste gar nicht, wie ich dazu gekommen war.

(Wimschneider 1990)

Therapieeinheit 23
„Fahrzeuge"

Geräte- und Medienbedarf:

- CD- oder Kassettenabspielgerät
- CD bzw. Kassette mit Geräuschen von verschiedenen Verkehrsmitteln
- Flipchart und Stifte
- (Arbeitsblätter)

Aktivierender Teil

Absicht	Inhalt	Zeit-bedarf
AW, VW, Abruf LZG, SE	1. Wahrnehmungsübung	7 Min.
Abruf LZG, Stärkung der Identität, EE	2. Biographiearbeit	13 Min.

Alternativaufgaben

Absicht	Inhalt	Zeit-bedarf
Abruf LZG, SD	- Aufzählung und Unterscheidung	5 Min.
Abruf LZG	- Wie heißt das Lied richtig?	3 Min.
Abruf LZG, SD	- Rätsel	3 Min.

Entspannung

Absicht	Inhalt	Zeit-bedarf
Entspannung, Ausklang	Gedicht „Der Fahrgast" von Eugen Roth	7 Min.

Übung 1: „Wahrnehmungsübung"

(in Anlehnung an Stengel 1986a, 1993a, 1997; Oppolzer 1996; Labisch und Lepping 1996)

Der Gruppenleiter spielt den Gruppenteilnehmern unterschiedliche Geräusche von verschiedenen Verkehrsmitteln vor, z.B. Zug, Pferdekutsche, Flugzeug, Auto, Motorrad.
Er stellt nach jedem Geräusch die Frage, zu welchem Fahrzeug dieses Geräusch passen würde. Die Gruppenteilnehmer dürfen dann untereinander beratschlagen.

> „Ich möchte Ihnen nun ein Geräusch vorspielen. Sie dürfen mir dann sagen, zu welchem Fahrzeug dieses Geräusch gehören könnte. Sie können sich auch gerne untereinander beratschlagen."

Alternative: Schwerhörige Gruppenteilnehmer können die Geräusche oft schlecht erkennen. Statt der Geräusche können auch Bilder von unterschiedlichen Verkehrsmitteln gezeigt werden.

Übung 2: „Biographiearbeit"

(in Anlehnung an Schaade 1998, 2008; Osborn et al. 1997)

Der Gruppenleiter stellt die folgenden Fragen zur Biographie der Gruppenteilnehmer. Die Teilnehmer dürfen dann der Reihe nach auf die Fragen antworten.

> „Ich würde Ihnen nun gerne einige Fragen zu diesem Thema stellen. Sie dürfen erzählen, welche Erfahrungen Sie gemacht haben."

Sind Sie selbst Auto gefahren?

Sind Sie mal mit einem Motorrad gefahren?

Sind Sie mal mit dem Flugzeug in den Urlaub geflogen?

Können Sie Fahrrad fahren? Wo haben Sie es gelernt? Hatten Sie als Kind schon Ihr eigenes Fahrrad?

Sind Sie mal mit einer Pferdekutsche gefahren? Was gibt es davon zu erzählen?

Sind Sie früher öfter mit dem Zug verreist? Wenn ja, wohin?

Mit welchem Fahrzeug fahren Sie am liebsten?

Würden Sie gerne mal mit einem Heißluftballon fliegen oder sind Sie vielleicht schon damit geflogen?

Alternative: „Aufzählung und Unterscheidung"

(in Anlehnung an Stengel und Ladner-Merz 2006; Oppolzer 1996; Fiedler 1994)

Der Gruppenleiter stellt die vorgegebenen Fragen an die Gruppe. Er sammelt die mündlichen Antworten. Bei Bedarf können die gegebenen Antworten an die Flipchart geschrieben werden.

> „Ich stelle Ihnen nun unterschiedliche Fragen. Sie dürfen mir dann die Antworten zurufen."

Welche Fahrzeuge kennen Sie?
z.B. Auto, Motorrad, Flugzeug, Motorroller, Lkw, Fahrrad, Hubschrauber, Düsenflugzeug, Heißluftballon, Schiff, Ruderboot, Dreirad, Segelflugzeug, Gleitschirm…

> „Überlegen Sie nun bitte gemeinsam mit mir:"

Welche Fahrzeuge fliegen in der Luft?
z.B. Hubschrauber, Düsenjet, Heißluftballon, Gleitschirm, Segelflugzeug, Airbus…

Welche Fahrzeuge fahren auf dem Festland?
z.B. Auto, Lkw, Fahrrad, Dreirad, Motorrad, Motorroller, Mofa, Bus….

Welche Fahrzeuge fahren auf dem Wasser?
z.B. Ruderboot, Tretboot, Schiff, Luxusdampfer, Ausflugsschiff, Jacht, Segelboot…

Alternative: „Wie heißt das Lied richtig?"

(in Anlehnung an Stengel und Ladner-Merz 2006; Oppolzer 1998; Stengel 1986a, 1993a, 1997; Fiedler 1994)

Der Gruppenleiter nennt einen Liedtitel, in dem ein Wort falsch ist. Die Gruppenteilnehmer dürfen sich den Liedtitel anhören und herausfinden, welches Wort nicht hineinpasst. Sie sollen dann das richtige Wort ergänzen.

> „Ich nenne Ihnen nun einen Liedtitel. In diesem Liedtitel ist ein Wort falsch. Sie dürfen dieses falsche Wort herausfinden und nennen. Dann sollen Sie es durch das richtige Wort ersetzen."

Auf der bayrischen Eisebahne	schwäbsche
Ich weiß nicht, was soll es heißen	bedeuten
Zwei Jäger aus Kurpfalz	ein
Jetzt fahrn wir übers Meer	übern See
Hab' mein Auto voll geladen	Wagen
Hoch auf dem grünen Wagen	gelben

Nun darf von den Teilnehmern noch ein Lied gewünscht und mit ihnen gesungen werden.

> „Nachdem wir so viele Lieder genannt haben, dürfen Sie sich eines aussuchen. Dieses Lied werden wir dann alle gemeinsam singen."

Alternative: „Rätsel"

(in Anlehnung an Stengel und Ladner-Merz 2006; Knies et al. 1997; Jungmann 1995)

Der Gruppenleiter bereitet an der Flipchart entsprechend der Vorgabe das Rätsel vor. Dabei ist auf eine ausreichend große Schrift zu achten. Der Gruppenleiter stellt die vorgegebenen Fragen an die Gruppe und sammelt die mündlichen Antworten. Die gegebenen Antworten werden an die Flipchart geschrieben.

„Ich nenne Ihnen unterschiedliche Wörter. Sie dürfen mir dann das dazugehörige Wort zurufen. Ich nenne Ihnen ein Beispiel:

kurz und   klein

„Ich trage Ihre Lösungen dann hier auf dieses Blatt ein."

Feuer und   Flamme

Schutt und   Asche

Haus und   Hof

Ohne Rast und   Ruh

Zimt und   Zucker

Stahl und   Eisen

Glück im   Unglück

Glück und   Glas

„Die Anfangsbuchstaben der Lösungen ergeben nun ein Lösungswort und das Thema der Stunde. Wäre jemand von Ihnen so nett, mir das Lösungswort vorzulesen?"

Das Lösungswort wird zur Verdeutlichung noch einmal an der Flipchart gezeigt.

Variante: Die Teilnehmer können das Rätsel auch selbständig auf dem Arbeitsblatt ausfüllen. Hierzu genügend Stifte und Kopien bereitstellen.

Das Lösungswort heißt „Fahrzeug".

Entspannung: Gedicht „Der Fahrgast"

Der Gruppenleiter liest zum Abschluss der Stunde das Gedicht von Eugen Roth „Der Fahrgast" vor. Nach Bedarf kann das Gedicht auch kopiert werden und den Gruppenteilnehmern mitgegeben werden.

„Zum Abschluss der heutigen Stunde möchte ich Ihnen ein Gedicht vorlesen. Das Gedicht heißt „Der Fahrgast" und ist von Eugen Roth. Es handelt vom Autofahren."

Der Fahrgast

Ein Mensch, ders eilig hat, hat Glück.
Ein Auto nimmt ihn mit ein Stück,
Ja, im Gespräch stellt sich heraus:
„Da bring ich Sie ja fast vors Haus! –
Nur ein Momenterl, bitte ja,
Ich geb was ab – gleich wieder da!"
Der Mensch denkt, wartend mit Behagen:
„Das ist halt nobel, so im Wagen!"
Doch langsam fängt er an zu bluten:
Versprach der Herr nicht, sich zu sputen?
Da kommt er ja! Kaum daß er sitzt,
Geht's fort schon, daß es nur so flitzt.
„Jetzt bloß noch einen Augenblick,
Ich schau was nach in der Fabrik!"
Der Wagen braust, der Wagen hält.
Und die Fabrik liegt aus der Welt.
Der Mensch, auf Gnad und Ungenaden,
Dem Herrn, der ihn zur Fahrt geladen,
Hier in der Wüste ausgeliefert,
Fühlt, wie es bröckelt schon und schiefert:
Erst reißt der Firnis stolzer Huld,
Dann, tiefer gehend, die Geduld.
Er wechselt nun, von Dank und Lob
Zu dem Entschluß: Bald werd ich grob.
Und wird's, wie jetzt der Herr erklärt,
Daß er noch schnell nach Schwabing fährt.
Zwei schwören nunmehr, die sich hassen:
Nie mehr mitfahren – nie mehr lassen!

(Eugen Roth)

Arbeitsmaterialien

Kopiervorlage Alternative: „Rätsel"
(in Anlehnung an Stengel und Ladner-Merz 2006; Knies et al. 1997; Jungmann 1995)

Lösung
⬇

Feuer und ...					
Schutt und ...					
Haus und ...					
Ohne Rast und ...					
Zimt und ...					
Stahl und ...					
Glück im ...					
Glück und ...					

Kopiervorlage: Gedicht „Der Fahrgast"

Der Fahrgast

Ein Mensch, ders eilig hat, hat Glück.
Ein Auto nimmt ihn mit ein Stück,
Ja, im Gespräch stellt sich heraus:
„Da bring ich Sie ja fast vors Haus! –
Nur ein Momenterl, bitte ja,
Ich geb was ab – gleich wieder da!"
Der Mensch denkt, wartend mit Behagen:
„Das ist halt nobel, so im Wagen!"
Doch langsam fängt er an zu bluten:
Versprach der Herr nicht, sich zu sputen?
Da kommt er ja! Kaum daß er sitzt,
Geht's fort schon, daß es nur so flitzt.
„Jetzt bloß noch einen Augenblick,
Ich schau was nach in der Fabrik!"
Der Wagen braust, der Wagen hält.
Und die Fabrik liegt aus der Welt.
Der Mensch, auf Gnad und Ungenaden,
Dem Herrn, der ihn zur Fahrt geladen,
Hier in der Wüste ausgeliefert,
Fühlt, wie es bröckelt schon und schiefert:
Erst reißt der Firnis stolzer Huld,
Dann, tiefer gehend, die Geduld.
Er wechselt nun, von Dank und Lob
Zu dem Entschluß: Bald werd ich grob.
Und wird's, wie jetzt der Herr erklärt,
Daß er noch schnell nach Schwabing fährt.
Zwei schwören nunmehr, die sich hassen:
Nie mehr mitfahren – nie mehr lassen!

(Eugen Roth)

Therapieeinheit 24
„Wasser"

Geräte- und Medienbedarf:

- Arbeitsblätter
- Flipchart und Stifte
- für jeden Teilnehmer ein Trinkglas
- unterschiedliches Trinkwasser (Stilles Wasser, Wasser mit viel bzw. wenig Kohlensäure, Leitungswasser, Quellwasser, Heilwasser...)
- CD- oder Kassettenabspielgerät, Lied „Es klappert die Mühle am rauschenden Bach"

Aktivierender Teil

Absicht	Inhalt	Zeit-bedarf
Abruf LZG, SD	1. Rätsel	5 Min.
Abruf LZG, SE	2. Pantomime	15 Min.

Alternativaufgaben

GW, Abruf LZG	- Wahrnehmungsübung	5 Min.
Abruf LZG, SE	- Lieder zum Thema	3 Min.
Abruf LZG	- Aufzählung	7 Min.

Entspannung

Absicht	Inhalt	Zeit-bedarf
Entspannung, Ausklang	Lied „Es klappert die Mühle am rauschenden Bach"	7 Min.

Übung 1: „Rätsel"

(in Anlehnung an Stengel und Ladner-Merz 2006; Knies et al. 1997; Jungmann 1995)

Der Gruppenleiter bereitet an der Flipchart entsprechend der Vorgabe das Rätsel vor. Dabei ist auf eine ausreichend große Schrift zu achten. Der Gruppenleiter stellt die vorgegebenen Fragen an die Gruppe und sammelt die mündlichen Antworten. Die gegebenen Antworten werden an die Flipchart geschrieben.

„Ich nenne Ihnen unterschiedliche Wörter. Sie dürfen mir dann ein anderes Wort, das die gleiche Bedeutung hat, zurufen. Ich nenne Ihnen ein Beispiel:

Jemand, der kein Geld hat, ist   arm

„Ich trage Ihre Lösungen dann hier auf dieses Blatt ein."

---

bedeutsam	wichtig
schaffen, Geld verdienen	arbeiten
reden, plaudern	sprechen
rein	sauber
Mahlzeit einnehmen	essen
jemand, der viel Geld besitzt, ist	reich

„Die Anfangsbuchstaben der Lösungen ergeben nun ein Lösungswort und das Thema der Stunde. Wäre jemand von Ihnen so nett, mir das Lösungswort vorzulesen?"

Das Lösungswort wird zur Verdeutlichung noch mal an der Flipchart gezeigt.

Variante: Die Teilnehmer können das Rätsel auch selbständig auf dem Arbeitsblatt ausfüllen. Hierzu genügend Stifte und Kopien bereitstellen.

Das Lösungswort lautet „Wasser".

Übung 2: „Pantomime"

(in Anlehnung an Oppolzer 1996; Knies et al. 1997)

Der Gruppenleiter führt die folgenden Tätigkeiten ohne Sprache vor und die Gruppenteilnehmer dürfen erraten, was die Bewegung darstellt.

> „Ich führe Ihnen nun eine Bewegung vor, die Sie sicherlich von Ihrer täglichen Arbeit her kennen. Wenn Sie erkannt haben, was ich darstellen will, dürfen Sie mir die richtige Lösung einfach zurufen."

- *Schwimmen*
- *Blumen gießen*
- *Trinken*
- *mit dem Gartenschlauch gießen*
- *Fenster putzen*
- *Hände waschen*
- *Wäsche waschen*
- *Wasser treten*
- *mit Wasser gurgeln*
- *Abspülen*
- *Boden putzen*

Die Gruppenteilnehmer dürfen nach dem Erraten der jeweiligen Bewegung diese gemeinsam ausführen.

> „Ich würde Sie nun bitten, gemeinsam mit mir diese Bewegung durchzuführen."

Alternative: „Wahrnehmungsübung"

(in Anlehnung an Eisenburger 1998; Hanna und Hanna 1998)

Wasser

Der Gruppenleiter schenkt jedem Teilnehmer nacheinander einen Schluck der unterschiedlichen Wasserqualitäten in ein vorbereitetes Glas. Die Teilnehmer werden gebeten, die Getränke bewusst im Mund zu probieren und langsam zu trinken, um den Geschmack zu erfahren.

> „Ich habe Ihnen heute verschiedene Sorten Wasser zum Kosten mitgebracht. Ich schenke Ihnen nun in Ihr Glas einen Schluck von einer Sorte ein. Ich würde Sie bitten, diesen Schluck zu probieren. Lassen Sie das Getränk ruhig einige Sekunden in ihrem Mund. Kosten Sie nun, wie das Getränk schmeckt."

Was sind die Unterschiede?

Welches Wasser schmeckt Ihnen am besten?

Trinken sie gerne Wasser?

Wissen sie, warum man viel trinken soll?

Alternative: „Lieder zum Thema"

(in Anlehnung an Stengel und Ladner-Merz 2006; Oppolzer 1996; Normann 1994)

Wasser

Die Gruppenteilnehmer dürfen sich nun Lieder überlegen, in denen Wasser vorkommt. Diese dürfen sie dann auf Zuruf nennen. Den Teilnehmern sollte genügend Zeit zum Überlegen gelassen werden. Als Hilfestellung kann den Teilnehmern vom Gruppenleiter die Melodie des Liedes vorgesungen werden.

> „Ich würde nun gerne mit Ihnen gemeinsam nach Liedern suchen, in denen Wasser vorkommen. Bitte überlegen Sie kurz und sagen mir dann, welche Lieder Ihnen dazu einfallen."

Wenn keine Lösungen kommen:

> „Ich summe Ihnen jetzt ein Lied vor. Versuchen Sie einmal, es zu erkennen!"

Ein Lied nach Wahl wird den Teilnehmern vorgesummt.
Diese Hilfestellung kann so oft wie nötig wiederholt werden.

Beispiele für Lösungen:

- *Das Wandern ist des Müllers Lust*
- *Lustig ist das Zigeunerleben*
- *Es waren zwei Königskinder*
- *Wenn alle Brünnlein fließen*
- *Am Brunnen vor dem Tore*
- *Jetzt fahrn wir übern See*
- *Ich hört ein Bächlein rauschen*
- *Eine Insel mit zwei Bergen*
- *Eine Seefahrt, die ist lustig*
- *Pack die Badehose ein, nimm dein kleines Schwesterlein*
- *Das kann doch einen Seemann nicht erschüttern*
- *Wenn bei Capri die rote Sonne im Meer versinkt*
- *Die Loreley*

Nun darf von den Teilnehmern noch ein Lied gewünscht und mit ihnen gesungen werden.

> „Nachdem wir so viele Lieder gefunden haben, dürfen Sie sich eines aussuchen. Dieses Lied werden wir dann alle gemeinsam singen."

Alternative: „Aufzählung"

(in Anlehnung an Stengel und Ladner-Merz 2006, 2007; Oppolzer 1996; Fiedler 1994; Stengel 1993b)

Der Gruppenleiter stellt die vorgegebene Frage an die Gruppe. Er sammelt die mündlichen Antworten. Bei Bedarf können die gegebenen Antworten an die Flipchart oder Tafel geschrieben werden.

„Ich stelle Ihnen nun eine Frage. Sie dürfen mir dann die Antworten zurufen."

Wozu braucht man Wasser?
z.B. zum Blumen gießen, zum Trinken, zum Baden, zum Waschen, zum Duschen, zum Malen, zum Tee kochen, zum Suppe kochen, zum Abspülen…

Welche Tiere leben im Wasser?
z.B. Karpfen, Hai, Hecht, Krebse, Muscheln…

Welche Berufe haben mit Wasser zu tun?
z.B. Seemann, Taucher, Fischer, Meeresbiologe, Kapitain…

Entspannung: Lied „Es klappert die Mühle am rauschenden Bach"

Der Gruppenleiter spielt zum Abschluss der Stunde das Lied „Es klappert die Mühle am rauschenden Bach" vor. Danach können die Gruppenteilnehmer das Lied zusammen singen.

„Zum Abschluss der heutigen Stunde möchte ich Ihnen ein Lied vorspielen. Es heißt „Es klappert die Mühle am rauschenden Bach". Sicher haben Sie es früher schon mal gehört. Im Anschluss daran wollen wir das Lied gemeinsam singen."

Arbeitsmaterialien

Kopiervorlage Übung 1: „Rätsel"

(in Anlehnung an Stengel und Ladner-Merz 2006; Knies et al. 1997; Jungmann 1995)

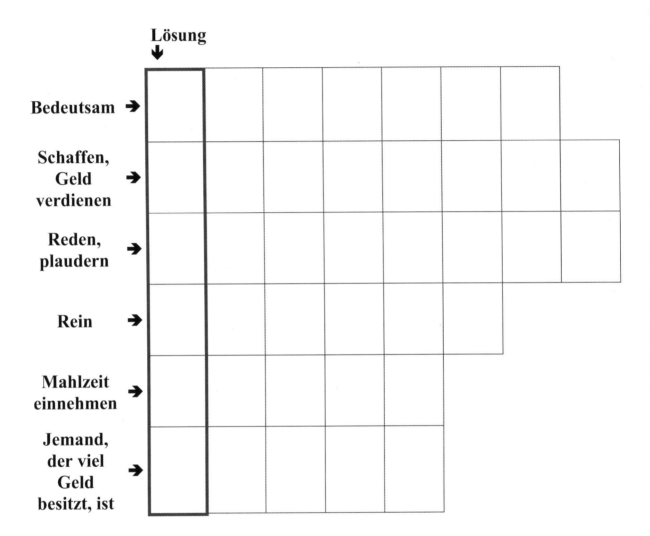

Kopiervorlage Entspannung: Lied „Es klappert die Mühle am rauschenden Bach"

Es klappert die Mühle am rauschenden Bach

Es klappert die Mühle am rauschenden Bach, klipp, klapp.

Bei Tag und bei Nacht ist der Müller stets wach, klipp, klapp.

Er mahlet das Korn zu dem kräftigen Brot

und haben wir dieses so hat's keine Not.

/: Klipp, klapp, klipp, klapp, klipp, klapp :/

Flink laufen die Räder und drehen den Stein, klipp, klapp.

Und mahlen den Weizen zu Mehl uns so fein, klipp, klapp.

Der Bäcker dann Zwieback und Kuchen d'raus bäckt,

der immer uns Kinder besonders gut schmeckt.

/: Klipp, klapp, klipp, klapp, klipp, klapp :/

Wenn reichliche Körner das Ackerfeld trägt, klipp, klapp.

Die Mühle dann flink ihre Räder bewegt, klipp, klapp.

Und schenkt uns der Himmel nur immer das Brot,

so sind wir geborgen und leiden nicht Not.

/: klipp, klapp, klipp, klapp, klipp, klapp :/

Therapieeinheit 25
„Frühling"

Geräte- und Medienbedarf:

- evtl. Themendekoration: Frühlingsblumen
- unterschiedliche Kalenderblätter, Photos oder Postkarten, auf denen der Frühling erkennbar ist (1 Bild pro Teilnehmer)
- Flipchart und Stifte

Aktivierender Teil

Absicht	Inhalt	Zeit-bedarf
VW, A, K	1. Bildbetrachtung	5 Min.
Abruf LZG, SD	2. Fragen zum Thema	15 Min.

Alternativaufgaben

Abruf LZG	- Gedicht vervollständigen	4 Min.
K, A, SG, Abruf LZG	- Drei Begriffe	5 Min.
Abruf LZG, SE	- Wie heißt das Lied richtig?	3 Min.

Entspannung

Absicht	Inhalt	Zeit-bedarf
Entspannung, Ausklang	Gedicht „Frühling" von Annette von Droste-Hülshoff	7 Min.

Übung 1: „Bildbetrachtung"

(in Anlehnung an Eisenburger 1998; Knies et al. 1997)

Der Gruppenleiter zeigt den Gruppenteilnehmern Kalenderbilder (Photos oder Postkarten; je ein Bild pro Teilnehmer), auf denen Frühlingsmotive abgebildet sind. Die Gruppenteilnehmer dürfen die Bilder genau ansehen und sich für eines der Bilder entscheiden. Jeder Gruppenteilnehmer darf nun den anderen Gruppenteilnehmern beschreiben, was auf seinem Bild abgebildet ist, und warum er sich dieses Bild ausgesucht hat.

> „Ich habe Ihnen heute einige Bilder von unserem heutigen Thema, dem Frühling, mitgebracht. Diese Bilder möchte ich Ihnen nun gerne zeigen. Bitte schauen Sie sich die Bilder genau an. Jeder von Ihnen darf sich nun ein Bild aussuchen."

Der Gruppenleiter gibt der Gruppe Zeit zum Betrachten der Bilder.

> „Ich bitte Sie nun darum, den anderen aus unserer Gruppe das Bild, das Sie sich ausgesucht haben, zu beschreiben. Was ist darauf abgebildet? Möchten Sie uns nun noch sagen, warum Sie sich für dieses Bild entschieden haben?"

Eventuell kann den Gruppenteilnehmern das Bild, für das sie sich entschieden haben, zum Abschluss geschenkt werden.

Übung 2: „Fragen zum Thema"

(in Anlehnung an Halbach o.J.; Gatterer und Croy 2000)

Der Gruppenleiter stellt die vorgegebenen Fragen an die Gruppe. Er sammelt die mündlichen Antworten.

> „Ich stelle Ihnen nun unterschiedliche Fragen. Sie dürfen mir dann die Antworten zurufen."

Was verändert sich im Gegensatz zum Winter im Frühling?
z.B. werden die Tage länger, das Wetter wird wieder besser, es scheint vermehrt die Sonne, es fängt zu grünen und zu blühen an…

Welche Blumen blühen im Frühling?
z.B. Narzissen (Osterglocken), Märzenbecher, Krokusse, Gänseblümchen, Maiglöckchen, Schneestolz, Blaustern, Primel, Himmelschlüssel, Veilchen…

Welche Arbeiten kommen im Garten im Frühjahr auf die Menschen zu?
Blumensamen säen, Blumenzwiebeln stecken, umgraben, Boden vorbereiten,…

Welche „Feiertage" gibt es im Frühjahr?
Karfreitag, Ostern, Christi Himmelfahrt, Pfingsten, Fronleichnam, 1. Mai, Muttertag…

Was mögen Sie am Frühling besonders gerne?

Was mögen Sie an Ostern besonders gerne?

Alternative: „Gedicht vervollständigen"

(in Anlehnung an Oppolzer 1996; Evers 2008)

Der Gruppenleiter nennt das Gedicht „Er ist's" von Eduard Mörike.
Die Gruppenteilnehmer dürfen das Gedicht dann aufsagen. Evtl. kann der Anfang des Gedichts noch genannt werden.

„Das Gedicht „Er ist's" von Eduard Mörike handelt ebenfalls vom Frühling.
Kennt es jemand von Ihnen? Ich fände es sehr schön, wenn es jemand vortragen würde."

Er ist's

Frühling lässt sein blaues Band
Wieder flattern durch die Lüfte;
Süße, wohlbekannte Düfte,
Streifen ahnungsvoll das Land.
Veilchen träumen schon,
Wollen balde kommen.
Horch, von fern ein leiser Harfenton!
Frühling, ja du bist's!
Dich hab ich vernommen!

(Eduard Mörike)

Alternative: „Drei Begriffe"

(in Anlehnung an Stengel und Ladner-Merz 2006, 2007; Stengel 1984, 1993a, 1997; Knies et al. 1997; Halbach o.J.)

Der Gruppenleiter nennt drei unterschiedliche Begriffe. Die Teilnehmer dürfen unter diesen Begriffen die richtige Antwort auf die gestellte Frage aussuchen.
Sollte dies zu schwierig sein, können die drei Antwortmöglichkeiten auch an die Flipchart angeschrieben und dann gemeinsam überlegt werden, welche Antwort auf die jeweilige Frage zutreffend ist.

„Ich nennen Ihnen nun drei unterschiedliche Begriffe. Einer der Begriffe passt nicht zum Frühling. Sie sollen mir sagen, welcher. Ich nenne Ihnen ein Beispiel:"

Vögelgezwitscher – buntes Laub – Frühlingslieder
Was passt ihrer Meinung nach nicht zum Frühling?   buntes Laub

---

„Und jetzt geht es richtig los:"

Schneeglöckchen – April – Schneemann
Was gehört Ihrer Meinung nach nicht zum Frühling?   Schneemann

wegfliegende Vögel – zurückkehrende Vögel – saftiges Grün
Was gehört nicht zum Frühling?   wegfliegende Vögel

Hitzefrei – Maikäfer – Kuckucksruf
Was gehört Ihrer Meinung nach nicht zum Frühling?   Hitzefrei

blühende Knospen – Krokus – längste Nacht
Was gehört Ihrer Meinung nach nicht zum Frühling?   längste Nacht

Maibaum – Weihnachten – Ostern
Was gehört Ihrer Meinung nach nicht zum Frühling?   Weihnachten

Tulpen – Astern – Osterglocken
Was gehört Ihrer Meinung nach nicht zum Frühling?   Astern

Alternative: „Wie heißt das Lied richtig?"

(in Anlehnung an Stengel und Ladner-Merz 2006; Oppolzer 1998; Stengel 1986a, 1993a, 1997; Fiedler 1994)

Der Gruppenleiter nennt einen Liedtitel, in dem ein Wort falsch ist. Die Gruppenteilnehmer dürfen sich den Liedtitel anhören und herausfinden, welches Wort nicht hineinpasst. Sie dürfen dann das richtige Wort ergänzen.

> „Ich nenne Ihnen nun einen Liedtitel. In diesem Liedtitel ist ein Wort falsch. Sie sollen nun dieses falsche Wort herausfinden und nennen. Dann dürfen Sie es durch das richtige Wort ersetzen."

Im Frühling zu Berge wir zieh'n	Frühtau
Winter ade, leiden tut weh	scheiden
Im Herzen der Bauer	Märzen
Nun will der Herbst uns grüßen	Lenz
Der Mai ist gegangen	gekommen
Alle Tiere sind schon da	Vögel
Jetzt fängt das schreckliche Frühjahr an	schöne
Es tönen die Widder, der Frühling kehrt wieder	Lieder
Grüß Gott du schöner Manne	Maien
Kuckuck, Kuckuck ruft's aus dem Haus	Wald

Nun darf von den Teilnehmern noch ein Lied gewünscht und mit ihnen gesungen werden.

> „Nachdem wir so viele Lieder besprochen haben, dürfen Sie sich eines aussuchen. Dieses Lied werden wir dann alle gemeinsam singen."

Entspannung: Gedicht „Frühling"

Der Gruppenleiter liest zum Abschluss der Stunde das Gedicht „Frühling" von Annette von Droste-Hülshoff.
Nach Bedarf kann das Gedicht auch kopiert und den Gruppenteilnehmern mitgegeben werden.

„Zum Abschluss der heutigen Stunde möchte ich Ihnen ein Gedicht vorlesen. Auch in diesem Gedicht wird der Frühling beschrieben. Annette von Droste-Hülshoff hat dieses Gedicht geschrieben. Es heißt „Frühling".

Frühling

Die Rebe blüht, ihr linder Hauch
Durchzieht das tauige Revier,
Und nah und ferne wiegt die Luft
Vielfarb'ger Blumen bunte Zier.

Wie`s um mich gaukelt, wie es summt
Von Vogel, Bien` und Schmetterling,
Wie seine seidnen Wimpel regt
Der Zweig, so jüngst voll Reifen hing.

Noch sucht man gern den Sonnenschein
Und nimmt die trocknen Plätzchen ein;
Denn nachts schleicht an die Grenze doch
Der landesflücht`ge Winter noch.

O du mein ernst gewalt'ger Greis,
Mein Säntis mit der Locke weiß!
In Felsenblöcke eingemauert,
Von Schneegestöber überschauert,
In Eispanzer eingeschnürt:
Hu, wie dich schaudert, wie dich friert!

(Annette von Droste-Hülshoff)

Arbeitsmaterialien

25

Kopiervorlage Entspannung: Gedicht „Frühling"

Frühling

Die Rebe blüht, ihr linder Hauch
Durchzieht das tauige Revier,
Und nah und ferne wiegt die Luft
Vielfarb'ger Blumen bunte Zier.

Wie`s um mich gaukelt, wie es summt
Von Vogel, Bien` und Schmetterling,
Wie seine seidnen Wimpel regt
Der Zweig, so jüngst voll Reifen hing.

Noch sucht man gern den Sonnenschein
Und nimmt die trocknen Plätzchen ein;
Denn nachts schleicht an die Grenze doch
Der landesflücht`ge Winter noch.

O du mein ernst gewalt`ger Greis,
Mein Säntis mit der Locke weiß!
In Felsenblöcke eingemauert,
Von Schneegestöber überschauert,
In Eispanzer eingeschnürt:
Hu, wie dich schaudert, wie dich friert!

(Annette von Droste-Hülshoff)

Therapieeinheit 26
„Sommer"

Geräte- und Medienbedarf:

- evtl. Themendekoration: Sommerblumen, Badehose, Sonnenschirm o.ä.
- unterschiedliche Kalenderblätter, Photos oder Postkarten, auf denen der Sommer erkennbar ist (1 Bild pro Teilnehmer)
- Flipchart und Stifte
- (Arbeitsblätter)

Aktivierender Teil

Absicht	Inhalt	Zeit-bedarf
VW, A, K	1. Bildbetrachtung	5 Min.
Abruf LZG, SD	2. Fragen zum Thema	15 Min.

Alternativaufgaben

Absicht	Inhalt	Zeit-bedarf
Abruf LZG	- Lied vervollständigen	2 Min.
K, A, SG, Abruf LZG	- Drei Begriffe	3 Min.
Abruf LZG, SE	- Wie heißt das Lied richtig?	3 Min.
K, A	- Linien verfolgen	3 Min.

Entspannung

Absicht	Inhalt	Zeit-bedarf
Entspannung, Ausklang	Gedicht „Sehnsucht" von Joseph von Eichendorff	5 Min.

Übung 1: „Bildbetrachtung"

(in Anlehnung an Eisenburger 1998; Knies et al. 1997)

Sommer

Der Gruppenleiter zeigt den Gruppenteilnehmern Kalenderbilder (Photos oder Postkarten; je ein Bild pro Teilnehmer), auf denen Sommermotive abgebildet sind. Die Gruppenteilnehmer dürfen die Bilder genau ansehen und sich für eines der Bilder entscheiden. Jeder Gruppenteilnehmer darf nun den anderen Gruppenteilnehmern beschreiben, was auf seinem Bild abgebildet ist, und warum er sich dieses Bild ausgesucht hat.

„Ich habe Ihnen heute einige Bilder von unserem heutigen Thema, dem Sommer, mitgebracht. Diese Bilder möchte ich Ihnen nun gerne zeigen. Bitte schauen Sie sich die Bilder genau an. Jeder von Ihnen darf sich nun ein Bild aussuchen."

Der Gruppenleiter gibt der Gruppe Zeit zum Betrachten der Bilder.

„Ich würde Sie nun bitten, den anderen aus unserer Gruppe das Bild, das Sie sich ausgesucht haben, zu beschreiben. Was ist darauf abgebildet?
Möchten Sie uns nun noch sagen, warum Sie sich für dieses Bild entschieden haben?"

Eventuell kann dem Gruppenteilnehmer das Bild, für das er sich entschieden hat, zum Abschluss geschenkt werden.

Übung 2: „Fragen zum Thema"

(in Anlehnung an Halbach o.J.; Gatterer und Croy 2000)

Der Gruppenleiter stellt die vorgegebenen Fragen an die Gruppe. Er sammelt die mündlichen Antworten.

> „Ich stelle Ihnen nun unterschiedliche Fragen. Sie dürfen mir dann die Antworten zurufen."

Was verändert sich im Gegensatz zum Frühling im Sommer?
z.B. es wird wärmer, man kann baden gehen, die Sommerblumen erblühen…

Welche Blumen blühen im Sommer?
z.B. Tollkirsche, Fingerhut, Stechapfel, Dahlie, Fuchsie, Margerite, Kornblume, Männertreu, Salbei, Rittersporn, Löwenmäulchen, Ringelblume…

Welche Arbeiten kommen im Garten im Sommer auf die Menschen zu?
z.B. Rasen mähen, erste Früchte ernten, gießen…

Welche Feiertage gibt es im Sommer?
z.B. Maria Himmelfahrt…

Was kann man im Sommer alles unternehmen?
z.B. baden, grillen, in den Urlaub fahren, sonnen, spazieren gehen, wandern…

Was mögen Sie am Sommer besonders gerne?

Alternative: „Lied vervollständigen"
(in Anlehnung an Oppolzer 1996; Evers 2008)

Der Gruppenleiter nennt das Lied „Geh aus mein Herz" von Paul Gerhardt.
Die Gruppenteilnehmer dürfen das Lied dann aufsagen.

"Das Lied „Geh aus mein Herz und suche Freud" von Paul Gerhardt handelt ebenfalls vom Sommer. Kennt es jemand von Ihnen? Ich fände es sehr schön, wenn es jemand vortragen würde."

Geh aus mein Herz und suche Freud

Geh aus mein Herz und suche Freud
In dieser lieben Sommerszeit
An deines Gottes Gaben;
Schau an der schönen Gärtenzier
Und siehe, wie sie mir und dir
Sich ausgeschmücket haben.

Die Bäume stehen voller Laub,
Das Erdreich decket seinen Staub
Mit einem grünem Kleide;
Narzissen und die Tulipan,
Die ziehen sich viel schöner an
Als Salomonis Seide.

Die Lärche schwingt sich in die Luft,
Das Täublein fleugt aus seiner Kluft
Und macht sich in die Wälder;
Die hochbegabte Nachtigall
Ergötzt und füllt mit ihrem Schall
Berg, Hügel, Tal und Felder.

Die Glucke führt ihr Völklein aus,
Der Storch baut und bewohnt sein Haus,
Das Schwälblein speist die Jungen;
Der schnelle Hirsch, das leichte Reh
Ist froh und kommt aus seiner Höh
Ins tiefe Gras gesprungen.

(Paul Gerhardt)

Alternative: „Drei Begriffe"

(in Anlehnung an Stengel und Ladner-Merz 2006, 2007; Stengel 1984, 1993a, 1997; Knies et al. 1997; Halbach o.J.)

Der Gruppenleiter nennt drei unterschiedliche Begriffe. Die Teilnehmer dürfen unter diesen Begriffen die richtige Antwort auf die gestellte Frage aussuchen.
Sollte dies zu schwierig sein, können die drei Antwortmöglichkeiten auch an die Flipchart geschrieben und dann gemeinsam überlegt werden, welche Antwort auf die jeweilige Frage zutreffend ist.

„Ich nenne Ihnen nun drei unterschiedliche Begriffe. Einer der Begriffe passt nicht zum Sommer. Sie sollen mir sagen, welcher. Ich nenne Ihnen ein Beispiel:"

Vogelgesang – buntes Laub – Sommerlieder
Was gehört Ihrer Meinung nach nicht zum Sommer?   buntes Laub

---

„Und jetzt geht es richtig los:"

Schneeglöckchen – August – Wärme
Was gehört Ihrer Meinung nach nicht zum Sommer?   Schneeglöckchen

fallende Blätter – blühende Blumen – saftiges Grün
Was gehört Ihrer Meinung nach nicht zum Sommer?   fallende Blätter

Hitzefrei – Urlaub – Eiskälte
Was gehört Ihrer Meinung nach nicht zum Sommer?   Eiskälte

grünes Gras – Krokus – längster Tag
Was gehört Ihrer Meinung nach nicht zum Sommer?   Krokus

Löwenzahn – Rosen – Eisblumen
Was gehört Ihrer Meinung nach nicht zum Sommer?   Eisblumen

Sonne – Gewitter – Schnee
Was gehört Ihrer Meinung nach nicht zum Sommer?   Schnee

Alternative: „Wie heißt das Lied richtig?"

(in Anlehnung an Stengel und Ladner-Merz 2006; Oppolzer 1998; Stengel 1986a, 1993a, 1997; Fiedler 1994)

Der Gruppenleiter nennt einen Liedtitel, in dem ein Wort falsch ist. Die Gruppenteilnehmer dürfen sich den Liedtitel anhören und herausfinden, welches Wort nicht hineinpasst. Sie dürfen dann das richtige Wort ergänzen.

> „Ich nenne Ihnen nun einen Liedtitel. In diesem Liedtitel ist ein Wort falsch. Sie sollen dieses falsche Wort herausfinden und nennen. Dann dürfen Sie es durch das richtige Wort ersetzen."

Tra-ri-ra, der Frühling der ist da	Sommer
Wohlauf die Luft geht frisch und klein	rein
Jetzt kommen die traurigen Tage	lustigen
Himmelsau, licht und schlau	blau
Summ, summ, summ, Mückchen summ herum	Bienchen
Das Wandern ist des Schreiners Lust	Müllers
Wem Gott will keine Gunst erweisen	rechte
Es scheppert die Mühle am rauschenden Bach	klappert

Nun darf von den Teilnehmern noch ein Lied gewünscht und mit ihnen gesungen werden.

> „Nachdem wir so viele Lieder besprochen haben, dürfen Sie sich nun eines aussuchen. Dieses Lied werden wir dann alle gemeinsam singen."

Alternative: „Linien verfolgen"

(in Anlehnung an SimA 1993; Beyer 1994)

Die Übung besteht darin, dass die Teilnehmer die Linien, welche die Bilder verbinden, verfolgen und herausfinden, wohin die jeweiligen Linien führen.

Der Gruppenleiter teilt die Arbeitsblätter aus.

> „Auf den Vorlagen vor Ihnen führt immer eine Linie von einem Bild zu einem anderen. Sie sollen nun herausfinden, wohin die Linie, die vom linken Bild weggeht, führt. Verfolgen Sie die Linie möglichst nur mit den Augen. Nur bei großen Schwierigkeiten darf ein Finger zur Hilfe genommen werden."

Die einzelnen Bilder können auch angesagt werden. Das komplementäre Bild ist dann zu finden.

26

Entspannung: Gedicht „Sehnsucht"

Der Gruppenleiter liest zum Abschluss der Stunde das Gedicht „Sehnsucht" von Josef von Eichendorff vor. Nach Bedarf kann das Gedicht auch kopiert werden und den Gruppenteilnehmern mitgegeben werden.

„Zum Abschluss der heutigen Stunde möchte ich Ihnen ein Gedicht vorlesen. Auch in diesem Gedicht kommt der Sommer vor. Josef von Eichendorff hat dieses Gedicht geschrieben. Es heißt Sehnsucht."

Sehnsucht

Es schienen so golden die Sterne,
Am Fenster ich einsam stand
Und hörte aus weiter Ferne
Ein Posthorn im stillen Land.
Das Herz mir im Leibe entbrennte,
Da hab ich mir heimlich gedacht;
Ach, wer da mitreisen könnte
In der prächtigen Sommernacht!

Zwei junge Gesellen gingen
Vorüber am Bergeshang,
Ich hörte im Wandern sie singen
Die stille Gegend entlang:
Von schwindelnden Felsenschlüften,
Wo die Wälder rauschen so sacht,
Von Quellen, die von den Klüften
Sich stürzen in die Waldesnacht.

Sie sangen von Marmorbildern,
Von Gärten, die überm Gestein
In dämmernden Lauben verwildern,
Palästen im Mondenschein,
Wo die Mädchen am Fenster
lauschen,
Wann der Lauten Klang erwacht
Und die Brunnen verschlafen
rauschen
In der prächtigen Sommernacht.

(Joseph von Eichendorff)

Arbeitsmaterialien

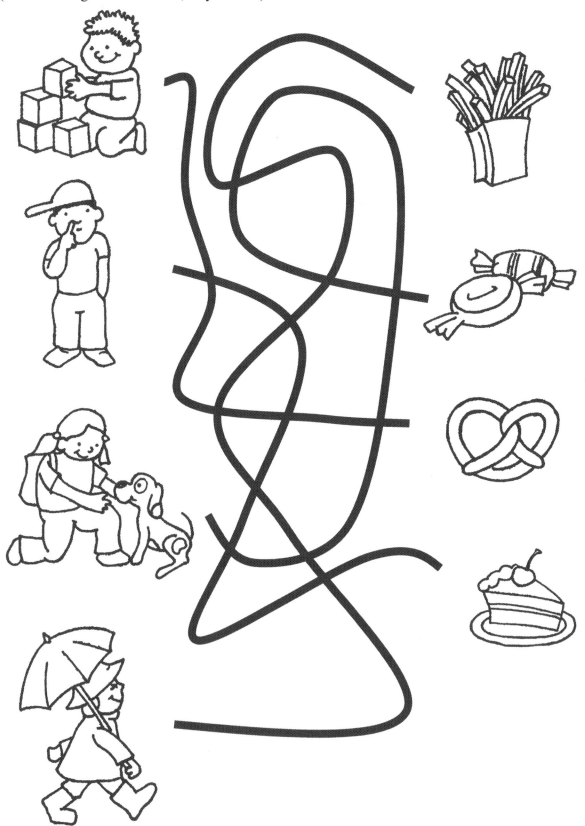

26

Kopiervorlage Alternative: „Linien verfolgen"

(in Anlehnung an SimA 1993; Beyer 1994)

Kopiervorlage Entspannung: Gedicht „Sehnsucht"

Sehnsucht

Es schienen so golden die Sterne,
Am Fenster ich einsam stand
Und hörte aus weiter Ferne
Ein Posthorn im stillen Land.
Das Herz mir im Leibe entbrennte,
Da hab ich mir heimlich gedacht;
Ach, wer da mitreisen könnte
In der prächtigen Sommernacht!

Zwei junge Gesellen gingen
Vorüber am Bergeshang,
Ich hörte im Wandern sie singen
Die stille Gegend entlang:
Von schwindelnden Felsenschlüften,
Wo die Wälder rauschen so sacht,
Von Quellen, die von den Klüften
Sich stürzen in die Waldesnacht.

Sie sangen von Marmorbildern,
Von Gärten, die überm Gestein
In dämmernden Lauben verwildern,
Palästen im Mondenschein,
Wo die Mädchen am Fenster lauschen,
Wann der Lauten Klang erwacht
Und die Brunnen verschlafen rauschen
In der prächtigen Sommernacht.

(Joseph von Eichendorff)

Therapieeinheit 27
„Herbst"

Geräte- und Medienbedarf:

- evtl. Themendekoration: Herbstblumen, Blätter, Zapfen und sonstige Früchte
- unterschiedliche Kalenderblätter, Photos oder Postkarten, auf denen der Herbst erkennbar ist (1 Bild pro Teilnehmer)
- Flipchart und Stifte
- (Arbeitsblätter)

Aktivierender Teil

Absicht	Inhalt	Zeit-bedarf
VW, K, A	1. Bildbetrachtung	5 Min.
Abruf LZG, SD	2. Fragen zum Thema	15 Min.

Alternativaufgaben

Abruf LZG	- Lied vervollständigen	4 Min.
K, A, SG, Abruf LZG	- Drei Begriffe	5 Min.
Abruf LZG, SE	- Wie heißt das Sprichwort richtig?	3 Min.
K, A	- Linien verfolgen	4 Min.

Entspannung

Absicht	Inhalt	Zeit-bedarf
Entspannung, Ausklang	Gedicht „Herbsttag" von Rainer Maria Rilke	7 Min.

Übung 1: „Bildbetrachtung"

(in Anlehnung an Eisenburger 1998; Knies et al. 1997)

Herbst

Der Gruppenleiter zeigt den Gruppenteilnehmern Kalenderbilder (Photos oder Postkarten; je ein Bild pro Teilnehmer), auf denen Herbstmotive abgebildet sind. Die Gruppenteilnehmer dürfen die Bilder genau ansehen und sich für eines der Bilder entscheiden. Jeder Gruppenteilnehmer darf nun den anderen Gruppenteilnehmern beschreiben, was auf seinem Bild abgebildet ist, und warum er sich dieses Bild ausgesucht hat.

„Ich habe Ihnen heute einige Bilder von unserem heutigen Thema, dem Herbst, mitgebracht. Diese Bilder möchte ich Ihnen nun gerne zeigen. Bitte schauen Sie sich die Bilder genau an. Jeder von Ihnen darf sich nun ein Bild aussuchen."

Der Gruppenleiter gibt der Gruppe Zeit zum Betrachten der Bilder.

„Ich würde Sie nun bitten, den anderen aus unserer Gruppe das Bild, das Sie sich ausgesucht haben, zu beschreiben. Was ist darauf abgebildet?
Möchten Sie uns nun noch sagen, warum Sie sich für dieses Bild entschieden haben?"

Eventuell kann dem Gruppenteilnehmer das Bild, für das er sich entschieden hat, zum Abschluss geschenkt werden.

Übung 2: „Fragen zum Thema"

(in Anlehnung an Halbach o.J.; Gatterer und Croy 2000)

Der Gruppenleiter stellt die vorgegebenen Fragen an die Gruppe. Er sammelt die mündlichen Antworten.

„Ich stelle Ihnen nun unterschiedliche Fragen. Sie dürfen mir dann die Antworten zurufen."

Was verändert sich im Gegensatz zum Sommer im Herbst?
z.B. die Tage werden kürzer, das Wetter wird schlechter, man muss sich wärmer anziehen, das Laub färbt sich bunt…

Wie verändert sich das Wetter im Herbst?
z.B. es wird kälter, windiger, mehr Wind, weniger Sonne…

Was kann im Herbst alles geerntet werden?
z.B. Gemüse (Kürbisse), Getreide, Mais, Obst (Äpfel, Birnen), Nüsse…

Welche Blumen blühen im Herbst?
z.B. Astern, Dahlien, Chrysanthemen, Feuerdorn, Heidekräuter…

Welche Arbeiten kommen im Garten im Herbst auf die Menschen zu?
z.B. ernten, umgraben, Laub entsorgen, Hecken und Büsche schneiden…

Welche Feiertage gibt es im Herbst?
z.B. Tag der deutschen Einheit, Erntedankfest, Reformationstag, Allerheiligen, Allerseelen, Volkstrauertag, Buß- und Bettag, Totensonntag, Advent, Nikolaus…

Was mögen Sie am Herbst besonders gerne?

Was haben Sie im Herbst früher am liebsten gemacht?

Alternative: „Lied vervollständigen"

(in Anlehnung an Oppolzer 1996; Evers 2008)

Der Gruppenleiter nennt das Lied „Herbstlied" von Johann Gaudenz von Salis-Seewis.
Die Gruppenteilnehmer dürfen das Lied dann aufsagen.

„Das Lied „Herbstlied" handelt ebenfalls vom Herbst. Kennt es jemand von Ihnen? Ich fände es sehr schön, wenn es jemand vortragen würde."

Herbstlied

Bunt sind schon die Wälder,
Gelb die Stoppelfelder,
Und der Herbst beginnt.
Rote Blätter fallen,
Graue Nebel wallen,
Kühler weht der Wind.

Wie die volle Traube,
Aus dem Rebenlaube,
Purpurfarbig strahlt!
Am Geländer reifen
Pfirsiche mit Streifen
Rot und weiß bemalt.

Sieh! Wie hier die Dirne
Emsig Pflaum und Birne
In ihr Körbchen legt!
Dort, mit leichten Schritten,
Jene goldne Quitten
In den Landhof trägt!

Flinke Träger springen,
Und die Mädchen singen,
Alles jubelt froh!
Bunte Bänder schweben,
Zwischen hohen Reben,
Auf dem Hut von Stroh!

Geige tönt und Flöte
Bei der Abendröte
Und im Mondenglanz
Junge Winzerinnen
Winken und beginnen
Deutschen Ringeltanz.

(Johann Gaudenz von Salis-Seewis)

Alternative: „Drei Begriffe"

(in Anlehnung an Stengel und Ladner-Merz 2006, 2007; Stengel 1984, 1993a, 1997; Knies et al. 1997; Halbach o.J.)

Der Gruppenleiter nennt drei unterschiedliche Begriffe und die Teilnehmer dürfen die Fragestellung mithilfe der vorgegebenen Antwortmöglichkeiten beantworten.
Sollte dies zu schwierig sein, könnten auch die drei Antwortmöglichkeiten an die Flipchart geschrieben und dann gemeinsam überlegt werden, welche Antwort auf die jeweilige Frage zutreffend ist.

„Ich nennen Ihnen nun drei unterschiedliche Begriffe. Einer der Begriffe passt nicht zum Herbst. Sie sollen mir sagen, welcher. Ich nenne Ihnen ein Beispiel:"

---

lange Nächte – buntes Laub – Sommerlieder
Was gehört Ihrer Meinung nach nicht zum Herbst?   Sommerlieder

---

„Und jetzt geht es richtig los:"

Schneeglöckchen – Astern – Wind
Was gehört Ihrer Meinung nach nicht zum Herbst?   Schneeglöckchen

wegfliegende Vögel – Regen – Ostereier
Was gehört Ihrer Meinung nach nicht zum Herbst?   Ostereier

Laternen – goldener Oktober – Eis essen
Was gehört Ihrer Meinung nach nicht zum Herbst?   Eis essen

Ernte – Krokus – Zeitumstellung
Was gehört Ihrer Meinung nach nicht zum Herbst?   Krokus

Weinlese – Altweibersommer – Blühende Bäume
Was gehört Ihrer Meinung nach nicht zum Herbst?   blühende Bäume

Pfingsten – Allerheiligen – St. Martin
Was gehört Ihrer Meinung nach nicht zum Herbst?   Pfingsten

Alternative: „Wie heißt das Sprichwort richtig?"

(in Anlehnung an Stengel und Ladner-Merz 2006; Oppolzer 1998; Stengel 1986a, 1993a, 1997; Fiedler 1994)

Der Gruppenleiter nennt ein Sprichwort, in dem ein Wort falsch ist. Die Gruppenteilnehmer dürfen sich das Sprichwort anhören und herausfinden, welches Wort nicht hineinpasst. Sie sollen dann das richtige Wort ergänzen.

> „Ich nenne Ihnen nun ein Sprichwort. In diesem Sprichwort ist ein Wort falsch. Sie dürfen dieses falsche Wort herausfinden und nennen. Dann dürfen Sie es durch das richtige Wort ersetzen."

Wer Wind sät, wird <u>Gewitter</u> ernten.	Sturm
Was der <u>Schneider</u> nicht kennt, das isst er nicht.	Bauer
Der Apfel fällt nicht weit vom <u>Birnbaum</u>.	Stamm
Die dümmsten Bauern haben die größten <u>Bohnen</u>.	Kartoffeln
Im Wein liegt <u>Dummheit</u>.	Wahrheit
Auf Regen folgt <u>Regenbogen</u>.	Sonnenschein
Wo viel <u>Sonne</u> ist, ist auch viel Schatten.	Licht

Alternative: „Linien verfolgen"

(in Anlehnung an SimA 1993; Beyer 1994)

Die Übung besteht darin, dass die Teilnehmer die Linien, welche die Bilder verbinden, verfolgen und herausfinden, wohin die jeweiligen Linien führen.

Der Gruppenleiter teilt die Arbeitsblätter aus.

> „Auf den Vorlagen vor Ihnen sind immer zwei Bilder mit einer Linie verbunden. Sie sollen nun herausfinden, wohin die Linie, die vom oberen Bild weggeht, führt. Verfolgen Sie die Linie möglichst nur mit den Augen. Nur bei großen Schwierigkeiten darf ein Finger zur Hilfe genommen werden."

Entspannung: Gedicht „Herbsttag"

Der Gruppenleiter liest zum Abschluss der Stunde das Gedicht „Herbsttag" von Rainer Maria Rilke vor. Nach Bedarf kann das Gedicht auch kopiert und den Gruppenteilnehmern mitgegeben werden.

„Zum Abschluss der heutigen Stunde möchte ich Ihnen ein Gedicht vorlesen. Auch in diesem Gedicht kommt der Herbst vor. Rainer Maria Rilke hat dieses Gedicht geschrieben. Es heißt „Herbsttag".

Herbsttag

Herr, es ist Zeit. Der Sommer war sehr groß.
Leg deinen Schatten auf die Sonnenuhren,
und auf den Fluren lass die Winde los.

Befiel den letzten Früchten voll zu sein;
Gib ihnen noch zwei südlichere Tage,
dränge sie zur Vollendung hin und jage
die letzte Süße in den schweren Wein.

Wer jetzt kein Haus hat, baut sich keines mehr.
Wer jetzt allein ist, wird es lange bleiben,
wird wachen, lesen, lange Briefe schreiben
und wird in den Alleen hin und her
unruhig wandern, wenn die Blätter treiben.

(Rainer Maria Rilke)

Arbeitsmaterialien

Kopiervorlage Alternative: „Linien verfolgen"

(in Anlehnung an SimA 1993; Beyer 1994)

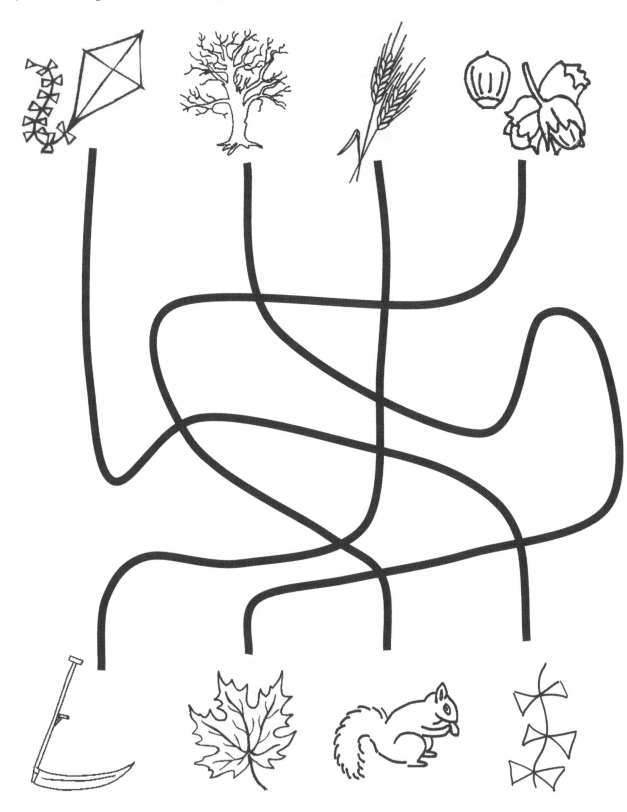

Kopiervorlage Entspannung: „Herbsttag"

Herbsttag

Herr, es ist Zeit. Der Sommer war sehr groß.

Leg deinen Schatten auf die Sonnenuhren,

und auf den Fluren lass die Winde los.

Befiel den letzten Früchten voll zu sein;

Gib ihnen noch zwei südlichere Tage,

dränge sie zur Vollendung hin und jage

die letzte Süße in den schweren Wein.

Wer jetzt kein Haus hat, baut sich keines mehr.

Wer jetzt allein ist, wird es lange bleiben,

wird wachen, lesen, lange Briefe schreiben

und wird in den Alleen hin und her

unruhig wandern, wenn die Blätter treiben.

(Rainer Maria Rilke)

Therapieeinheit 28
„Winter"

Geräte- und Medienbedarf:

- evtl. Themendekoration: Schüssel mit Schnee, Schlittschuhe, Wollmütze, Skistöcke...
- unterschiedliche Kalenderblätter, Photos oder Postkarten, auf denen der Winter erkennbar ist (1 Bild pro Teilnehmer)
- Flipchart und Stifte
- (Arbeitsblätter)

Aktivierender Teil

Absicht	Inhalt	Zeit-bedarf
VW, A, K	1. Bildbetrachtung	5 Min.
Abruf LZG, SD	2. Fragen zum Thema	15 Min.

Alternativaufgaben

Abruf LZG	- Gedicht vervollständigen	4 Min.
K, A, SG, Abruf LZG	- Drei Begriffe	5 Min.
Abruf LZG, SE	- Wie heißt das Lied richtig?	3 Min.
K, A	- Linien verfolgen	3 Min.

Entspannung

Absicht	Inhalt	Zeit-bedarf
Entspannung, Ausklang	Gedicht „Der Winter" von Matthias Claudius	7 Min.

Übung 1: „Bildbetrachtung"

(in Anlehnung an Eisenburger 1998; Knies et al. 1997)

Der Gruppenleiter zeigt den Gruppenteilnehmern Kalenderbilder (Photos oder Postkarten; je ein Bild pro Teilnehmer), auf denen Wintermotive abgebildet sind. Die Gruppenteilnehmer dürfen die Bilder genau ansehen und sich für eines der Bilder entscheiden. Jeder Gruppenteilnehmer darf nun den anderen Gruppenteilnehmern beschreiben, was auf seinem Bild abgebildet ist, und warum er sich dieses Bild ausgesucht hat.

> „Ich habe Ihnen heute einige Bilder von unserem heutigen Thema, dem Winter, mitgebracht. Diese Bilder möchte ich Ihnen nun gerne zeigen. Bitte schauen Sie sich die Bilder genau an. Jeder von Ihnen darf sich nun ein Bild aussuchen."

Der Gruppenleiter gibt der Gruppe Zeit zum Betrachten der Bilder.

> „Ich würde Sie nun bitten, den anderen aus unserer Gruppe das Bild, das Sie sich ausgesucht haben, zu beschreiben. Was ist darauf abgebildet?
> Möchten Sie uns nun noch sagen, warum Sie sich für dieses Bild entschieden haben?"

Eventuell kann dem Gruppenteilnehmer das Bild, für das er sich entschieden hat, zum Abschluss geschenkt werden.

Übung 2: „Fragen zum Thema"

(in Anlehnung an Halbach o.J.; Gatterer und Croy 2000)

Der Gruppenleiter stellt die vorgegebenen Fragen an die Gruppe. Er sammelt die mündlichen Antworten.

„Ich stelle Ihnen nun unterschiedliche Fragen. Sie dürfen mir dann die Antworten zurufen."

Was verändert sich im Gegensatz zum Herbst im Winter?
z.B. kahle Bäume, braunes Laub auf dem Boden, Kälte…

Wie verändert sich das Wetter im Winter?
z.B. Schnee, Wind, Eis, Kälte…

Welche Sportarten können im Winter betrieben werden?
z.B. Langlaufen, Skilaufen, Schlittschuh laufen, Schlitten fahren, rodeln, Skispringen…

Was können die Kinder im Winter alles machen?
z.B. Schneeballschlacht, Schlitten fahren, Eisstock schießen…

Welche Feiertage gibt es im Winter?
z.B. Weihnachten, Heilig drei König, Silvester, Neujahr, Fasching…

Was mögen Sie am Winter besonders gerne?

Was mögen Sie an Weihnachten besonders gerne?

Alternative: „Gedicht vervollständigen"

(in Anlehnung an Oppolzer 1996; Knies et al. 1997)

Der Gruppenleiter nennt das Gedicht „Knecht Rupprecht" von Theodor Storm.
Die Gruppenteilnehmer dürfen das Gedicht dann aufsagen.

„Das Gedicht „Knecht Rupprecht" handelt ebenfalls vom Winter. Kennt es jemand von Ihnen? Ich fände es sehr schön, wenn es jemand vortragen würde."

Knecht Rupprecht

Von drauss, vom Walde komm ich her;
Ich muss euch sagen, es weihnachtet sehr!
Allüberall auf den Tannenspitzen
Sah ich goldene Lichtlein sitzen;
Und droben aus dem Himmelstor
Sah mit großen Augen das Christkind
hervor.

Und wie ich so „strolcht" durch den finstern
Tann,
Da rief's mich mit heller Stimme an:
„Knecht Rupprecht", rief es, „alter Gesell,
Hebe die Beine und spute dich schnell!
Die Kerzen fangen zu brennen an,
Das Himmelstor ist aufgetan,
Alt' und Junge sollen nun
Von der Jagd des Lebens einmal ruhn;
Und morgen flieg ich hinab zur Erden,
Denn es soll wieder Weihnachten werden!"

Ich sprach:
„O lieber Herre Christ,
Meine Reise fast zu Ende ist;
Ich soll nur noch in diese Stadt,
Wo's eitel gute Kinder hat."
„Hast denn das Säcklein auch bei dir?"

Ich sprach:
„Das Säcklein, das ist hier:
Denn Äpfel, Nuss und Mandelkern
Essen fromme Kinder gern."
„Hast denn die Rute auch bei dir?"

Ich sprach: „Die Rute, die ist hier;
Doch für die Kinder nur, die schlechten,
Die trifft sie auf den Teil, den rechten."
Christkindlein sprach: „So ist es recht;
So geh mit Gott, mein treuer Knecht!"
Von drauss' vom Walde komm ich her;
Ich muss euch sagen, es weihnachtet sehr!
Nun sprecht, wie ich's hier innen find!
„Sind's gute Kind, sind's böse Kind?"

(Theodor Storm)

Alternative: „Drei Begriffe"

(in Anlehnung an Stengel und Ladner-Merz 2006, 2007; Stengel 1984, 1993a, 1997; Knies et al. 1997; Halbach o.J.)

Der Gruppenleiter nennt drei unterschiedliche Begriffe. Die Teilnehmer dürfen unter diesen Begriffen die richtige Antwort auf die gestellte Frage aussuchen.
Sollte dies zu schwierig sein, können die drei Antwortmöglichkeiten auch an die Flipchart geschrieben und dann gemeinsam überlegt werden, welche Antwort auf die jeweilige Frage zutreffend ist.

„Ich nennen Ihnen nun drei unterschiedliche Begriffe. Einer der Begriffe passt nicht zum Winter. Sie sollen mir sagen, welcher. Ich nenne Ihnen ein Beispiel:"

---

lange Nächte – kahle Bäume – Sommerlieder
Was gehört Ihrer Meinung nach nicht zum Winter?   Sommerlieder

---

„Und jetzt geht es richtig los:"

---

blühende Blumen – Schnee – Weihnachten
Was gehört Ihrer Meinung nach nicht zum Winter?   blühende Blumen

Vogelhäuschen – Eis – Hitze
Was gehört Ihrer Meinung nach nicht zum Winter?   Hitze

Schneemann – Wintermantel – August
Was gehört Ihrer Meinung nach nicht zum Winter?   August

Handschuhe – Drachen steigen – Schlittenfahrt
Was gehört Ihrer Meinung nach nicht zum Winter?   Drachen steigen

Schlittschuhlaufen – Silvester – Pfingsten
Was gehört Ihrer Meinung nach nicht zum Winter?   Pfingsten

Skilaufen – Fasching – Apfelernte
Was gehört Ihrer Meinung nach nicht zum Winter?   Apfelernte

Alternative: „Wie heißt das Lied richtig?"

(in Anlehnung an Stengel und Ladner-Merz 2006; Oppolzer 1998; Stengel 1986a, 1993a, 1997; Fiedler 1994)

Der Gruppenleiter nennt einen Liedtitel, in dem ein Wort falsch ist. Die Gruppenteilnehmer dürfen sich den Liedtitel anhören und herausfinden, welches Wort nicht hineinpasst. Sie dürfen dann das richtige Wort ergänzen.

> „Ich nenne Ihnen nun einen Liedtitel. In diesem Titel ist ein Wort falsch. Sie sollen dieses falsche Wort herausfinden und nennen. Dann dürfen Sie es durch das richtige Wort ersetzen."

Leise rieselt der <u>Regen</u>	Schnee
Schneeflöckchen, <u>Weißliebchen</u>	Weißröckchen
A, B, C, <u>der Hund lief im Schnee</u>	die atze
Süßer die <u>Herzen</u> nie klingen	Glocken
<u>Laufet</u> ihr Hirten	kommet
Morgen <u>Schwestern</u> wird's was geben	Kinder
Alle <u>Monate</u> wieder	Jahre
Fröhliche <u>Ostern</u> überall	Weihnacht

Nun darf von den Teilnehmern noch ein Lied gewünscht und mit ihnen gesungen werden.

> „Nachdem wir so viele Lieder besprochen haben, dürfen Sie sich eines aussuchen. Dieses Lied werden wir dann alle gemeinsam singen."

Alternative: „Linien verfolgen"

(in Anlehnung an SimA 1993; Beyer 1994)

Die Übung besteht darin, dass die Teilnehmer die Linien, welche die Bilder verbinden, verfolgen und herausfinden, wohin die jeweiligen Linien führen.

Der Gruppenleiter teilt die Arbeitsblätter aus.

> „Auf den Vorlagen vor Ihnen sind immer zwei Bilder mit einer Linie verbunden. Sie sollen nun herausfinden, wohin die Linie, die vom oberen Bild weggeht, führt. Verfolgen Sie die Linie möglichst nur mit den Augen. Nur bei großen Schwierigkeiten darf ein Finger zur Hilfe genommen werden."

Entspannung: Gedicht „Der Winter"

Der Gruppenleiter liest zum Abschluss der Stunde das Gedicht „Der Winter" von Matthias Claudius vor. Nach Bedarf kann das Gedicht auch kopiert und den Gruppenteilnehmern mitgegeben werden.

„Zum Abschluss der heutigen Stunde möchte ich Ihnen ein Gedicht vorlesen. Auch in diesem Gedicht kommt der Winter vor. Matthias Claudius hat dieses Gedicht geschrieben."

Der Winter

Der Winter ist ein rechter Mann,
kernfest und auf die Dauer;
sein Fleisch fühlt sich wie Eisen an.
Er scheut nicht süß noch sauer.
Er zieht sein Hemd im Freien an
Und lässt's vorher nicht wärmen,
Und spottet über Fluss im Zahn
Und Kolik in Gedärmen.
Aus Blumen und aus Vogelsang
Weiß er sich nichts zu machen,
Hasst warmen Drang und warmen Klang
Und alle warmen Sachen.
Doch wenn die Füchse bellen sehr,
Wenn's Holz im Ofen knittert,
Und an dem Ofen Knecht und Herr
Die Hände reibt und zittert,
Wenn Stein und Bein vor Frost zerbricht
und Teich und Seen krachen;
das klingt ihm gut, das hasst er nicht,
dann will er sich totlachen.
Sein Schloss von Eis liegt ganz hinaus
beim Nordpol an dem Strande;
doch hat er auch ein Sommerhaus
im lieben Schweizerlande.
Da ist er denn bald dort bald hier,
gut Regiment zu führen,
und wenn er durchzieht stehn wir
und sehn ihn an und frieren.

(Matthias Claudius)

Arbeitsmaterialien

Kopiervorlage Alternative: „Linien verfolgen"

(in Anlehnung an SimA 1993; Beyer 1994)

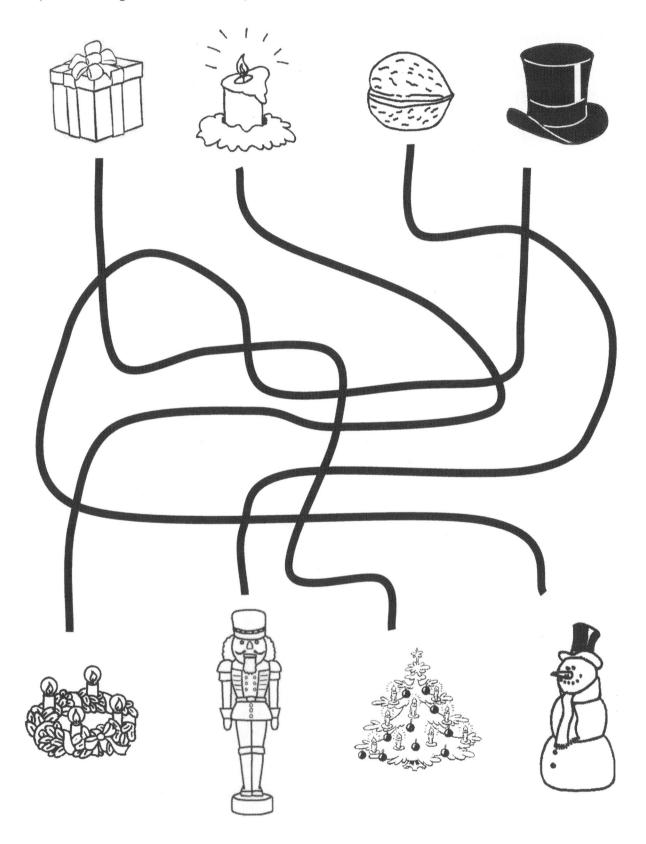

Kopiervorlage Entspannung: Gedicht „Der Winter"

Der Winter

Der Winter ist ein rechter Mann,
kernfest und auf die Dauer;
sein Fleisch fühlt sich wie Eisen an.
Er scheut nicht süß noch sauer.
Er zieht sein Hemd im Freien an
Und lässt's vorher nicht wärmen,
Und spottet über Fluss im Zahn
Und Kolik in Gedärmen.
Aus Blumen und aus Vogelsang
Weiß er sich nichts zu machen,
Hasst warmen Drang und warmen Klang
Und alle warmen Sachen.
Doch wenn die Füchse bellen sehr,
Wenn's Holz im Ofen knittert,
Und an dem Ofen Knecht und Herr
Die Hände reibt und zittert,
Wenn Stein und Bein vor Frost zerbricht
und Teich und Seen krachen;
das klingt ihm gut, das hasst er nicht,
dann will er sich totlachen.
Sein Schloss von Eis liegt ganz hinaus
beim Nordpol an dem Strande;
doch hat er auch ein Sommerhaus
im lieben Schweizerlande.
Da ist er denn bald dort bald hier,
gut Regiment zu führen,
und wenn er durchzieht stehn wir
und sehn ihn an und frieren.

(Matthias Claudius)

Literaturempfehlungen für weitere Übungen

Im Folgenden finden Sie Vorschläge für weitere Übungsmaterialien zur Erweiterung des Übungsangebotes. Es handelt sich hierbei lediglich um eine Auflistung uns bekannter Herausgeber, Verlage und Veröffentlichungen und hat daher keinen Anspruch auf Vollständigkeit.

- Im **Hogrefe-Verlag** erschienen die von Wolf D. Oswald herausgegebenen SimA®-Bände (Gedächtnis- und Kompetenztraining), die für Seniorengruppen mit Teilnehmern ab 50 Jahren geeignet sind. Für ein individuelles Training empfehlen wir den Titel „SimA®-basic-Gedächtnistraining und Psychomotorik. Geistig und körperlich fit zwischen 50 und 100" (www.hogrefe.de, www.wdoswald.de).
- Die **Gesellschaft für Gehirntraining e.V.** gibt die Zeitschrift „Geistig Fit" heraus (Erscheinungsweise 6-mal jährlich) (www.gfg-online.de). In Zusammenarbeit mit dem Vless-Verlag (www.vless.de) sind auch einige Bücher zum Thema Gedächtnistraining erschienen.
- Vom **Bundesverband für Gedächtnistraining e.V.** sind eine Reihe von Übungsbänden zum Gedächtnistraining erschienen. Empfehlenswert sind auch die dort erhältlichen Lieder- und Geräusche-CDs (www.bv-gedaechtnistraining.de).
- Der **memo verlag Hedwig Ladner** hat sich auf die Veröffentlichung von Büchern und Arbeitsmappen zum Gedächtnistraining nach Franziska Stengel spezialisiert. Erweitert wird das Verlagsprogramm durch dazugehöriges Bild- und Hörmaterial (www.memoverlag.de).
- Vom **verlag modernes lernen - Borgmann Verlag** wurden eine ganze Reihe von Büchern und Veröffentlichungen zum Thema Gedächtnistraining und -förderung verlegt. Einige davon können Sie dem Literaturverzeichnis entnehmen (www.verlag-modernes-lernen.de).
- Des Weiteren möchten wir auf Veröffentlichungen aus den **Verlagshäusern Enke, Hans Huber, Heyne, Juventa, Lambertus, Lübbe, Mosaik, Springer und Vincentz** hinweisen. Die in diesem Band zitierten Bücher sind im Literaturverzeichnis genannt.

An dieser Stelle möchten wir uns auch für die freundliche Abdruckgenehmigung bei folgenden Personen und Verlagen bedanken:

- **Herrn Dr. Thomas Roth** für die Verwendung des Gedichtes „Der Fahrgast" von Eugen Roth.
- **Frau Annegret Rotthoff** für die Verwendung des Gedichtes „Früchte und Früchtchen" aus dem Buch „Meine Jakobsleiter" von Herrmann Josef Coenen.
- Dem **Scherz Verlag** für die Verwendung eines Textauszuges aus dem Buch „Willst Du glücklich sein im Leben" von Ilse Gräfin von Bredow.
- Dem **Verlag Urachhaus** für die Verwendung von Textauszügen aus dem Buch „Michael Bauer – Gesammelte Werke" herausgegeben von Christoph Rau.
- Dem **Piper-Verlag** für die Verwendung verschiedener Textauszüge aus dem Buch „Herbstmilch" von Anna Wimschneider.

Nähere Angaben zu den genannten Werken sind im Literaturverzeichnis zu finden.

SimA®-Akademie e.V.

Die SimA®-Akademie e.V. hat es sich zur Aufgabe gemacht, die Erkenntnisse aus der SimA®-Langzeitstudie und der SimA®-P-Pflegeheimstudie im Rahmen von Seminaren und Inhouseschulungen interessierten Fachleuten und auch Laien, die ehrenamtlich in der Altenarbeit tätig sind, zugänglich zu machen.

Es besteht hierbei die Möglichkeit, sich zum SimA®-50⁺-Trainer oder zum SimA®-P-Gruppenleiter ausbilden zu lassen. Die Ausbildung schließt mit einem Zertifikat ab.

Grundsätze der Ausbildung sind zum einen die Verknüpfung von geistiger und körperlicher Aktivität, wie sie in den SimA®-Studien als wesentlicher Faktor des Trainingserfolges sichtbar wurde, zum anderen aber auch das Bestreben, den Seminarteilnehmern die theoretischen Grundlagen zu vermitteln, die für ein wissenschaftlich gesichertes Gedächtnis- und Psychomotoriktraining notwendig sind.

Weitere Informationen zur SimA®-Akademie und den Aus- und Fortbildungsmöglichkeiten zum SimA®-50⁺-Trainer oder zum SimA®-P-Gruppenleiter finden Sie unter:

www.sima-akademie.de

Literatur

Afanasjew AN (1986) Junker Kranich und Jungfer Reiherin. In: Alexander N. Afanasjew – Russische Volksmärchen, Bd. 1 (o. Hrsg.). Deutscher Taschenbuch Verlag, München

Andersen, HC (o.J.) Das Schneeglöckchen. In: Hans Christian Andersen – Gesammelte Märchen in 2 Bänden (o. Hrsg). Manesse Verlag, Zürich

Baier B, Romero B (2001) Rehabilitationsprogramme und psychoedukative Ansätze für Demenzkranke und betreuende Angehörige. In: Förstl H (Hrsg) Demenzen in Theorie und Praxis (385-404). Thieme Verlag, Stuttgart

Bär M, Kruse A, Re S (2003) Emotional bedeutsame Situationen im Alltag demenzkranker Heimbewohner. Zeitschrift für Gerontologie und Geriatrie 36: 454-462

Bauer M (1985) Die Johannistraube. In: Rau C (Hrsg) Michael Bauer – Gesammelte Werke. Band 1: Erzählungen. Verlag Urachhaus, Stuttgart

Bauer M (1985) Vom Tabak. In: Rau C (Hrsg) Michael Bauer – Gesammelte Werke, Band 1: Erzählungen. Verlag Urachhaus, Stuttgart

Beyer G (1994) Gedächtnis-Training. Humboldt, München

Bredow I Gräfin von (1984) Willst Du glücklich sein im Leben. Geschichten von gestern – Geschichten von heute. Scherz Verlag, Bern

Brost H (1995) Jogging für den Kopf. Herbig Verlagsbuchhandlung, München

Buijssen H (2008) Demenz und Alzheimer verstehen: Erleben - Hilfe - Pflege: ein praktischer Ratgeber. Beltz,Weinheim

Buller N, Ptok M (2005) Sprache und Kommunikationsbeeinträchtigungen bei dementiellen Erkrankungen. HNO 53: 177-180

Bundesministerium für Familie, Senioren, Frauen und Jugend (BMFSFJ) (Hrsg) (2002) Vierter Bericht zur Lage der älteren Generation in der Bundesrepublik Deutschland. Risiken, Lebensqualität und Versorgung Hochaltriger – unter besonderer Berücksichtigung demenzieller Erkrankungen. Bonn

Clare L (2002a) Developing awareness about awareness in early-stage dementia: The role of psychosocial factors. Dementia 1: 295-312

Clare L (2002b) We'll fight it as long as we can: coping with the onset of Alzheimer's disease. Aging and Mental Health 6: 139-148

Clare L, Romero B, Wenz M (2004) Krankheitseinsicht bei Kranken mit beginnender Demenz: Bericht über ein europäisches Projekt. Zeitschrift für Gerontopsychologie und -psychiatrie 17: 135-138

Claudius M (o.J.) Der Winter. In: Matthias Claudius Werke – Sämtliche Werke des Wandbecker Boten (o. Hrsg.). J.G. Cotta'sche Buchhandlung, Stuttgart

Coenen HJ (1995) Meine Jakobsleiter, Meditationen. Patmos Verlag Düsseldorf

Davis RN, Massman PJ, Doody RS (2001) Cognitive intervention in Alzheimer disease: A randomized placebo-controlled study. Alzheimer Disease und Associated Disorders 15: 1-9

Droste-Hülshoff A von (1952) Frühling. In: Annette von Droste-Hülshoff – Ausgewählte Werke (o. Hrsg.). Carl Hanser Verlag, München

Eichendorff J v (1981) Der Einsiedler. In: Rasch W (Hrsg) Joseph von Eichendorff: Werke in vier Bänden. Carl Hanser Verlag, München

Eichendorff J v (1981) Sehnsucht. In: Rasch W (Hrsg) Joseph von Eichendorff: Werke in vier Bänden. Carl Hanser Verlag, München

Eichendorff J v (1981) Mondnacht. In: Rasch W (Hrsg) Joseph von Eichendorff: Werke in vier Bänden. Carl Hanser Verlag, München

Eichendorff J v (1981) Wünschelrute. In: Rasch W (Hrsg) Joseph von Eichendorff: Werke in vier Bänden. Carl Hanser Verlag, München

Eisenburger M (1998) Aktivieren und Bewegen von älteren Menschen. Meyer und Meyer Verlag, Aachen

Ekman SL, Norbeg A, Viitanen M, Winblad B (1991) Care of demented patients with severe communication problems. Scandinavian Journal of Caring Sciences 5: 163-170

Endrikat F (1960) Endrikat – Eine Auswahl seiner moralischen und „unmoralischen" Verse. Lothar Blanvalet Verlag, Berlin

Engel S (2006) Alzheimer und Demenzen – Unterstützung für Angehörige.Trias, Stuttgart

Evers M (2008) Geselligkeit mit Senioren – Wahrnehmen, Gestalten, Bewegen. Juventa, Weinheim

Feil N (2005) Validation. Ein Weg zum Verständnis verwirrter alter Menschen. Reinhardt, München

Fischer B, Lehrl S (1992) Gehirn Jogging. So bringen Sie Ihr Gedächtnis in Schwung. Mosaik Verlag, München

Fiedler P (1994) Vertellekes – Ein Frage- und Antwortspiel für ältere Menschen. Vincentz-Verlag, Hannover

Förstl H, Wallesch CW (Hrsg) (2005) Demenzen. Thieme Verlag, Stuttgart

Fontane T (1964) Herr Ribbeck auf Ribbeck im Havelland. In: Keidel W (Hrsg) Theodor Fontane – Sämtliche Werke. Romane, Erzählungen, Gedichte (6. Band). Carl Hanser Verlag, München

Gatterer G, Croy A (2000) Nimm dir Zeit für Oma und Opa. Geistig fit ins Alter. Gedächtnisübungen für ältere Menschen. Springer, Wien

Gerhardt P (1991) Geh aus mein Herz und suche Freud. In: Paul Gerhardt – Geistliche Lieder (o. Hrsg.). Phillip Reclam Junior, Stuttgart

Gellert CF (1956) Der Blinde und der Lahme. In: Christian Fürchtegott Gellert – Fabeln (o. Hrsg.). Aufbau Verlag, Berlin

Gräßel E (1989) GeJo – Übungsprogramm 4. Übungsaufgaben für 14 Tage. Gehirn-Jogging nach B. Fischer und S. Lehrl. Vless, Ebersberg

Gräßel E, Wiltfang J, Spatt J, Kornhuber J (2002) Demenz. In: Stefan H, Mamoli B (Hrsg) Aktuelle Therapie in der Neurologie (Kapitel XI). Ecomed-Verlag, Landsberg

Grimm Brüder (1985) Die Sterntaler. Rumpelstilzchen. In: Grimms Märchen (o. Hrsg.). Loewe Verlag, Bindlach

Grimm Brüder (1985) Rumpelstilzchen. In: Grimms Märchen (o. Hrsg.). Loewe Verlag, Bindlach

Grimm, Brüder (1984) Vom klugen Schneiderlein. In: Kinder- und Hausmärchen gesammelt durch die Brüder Grimm. In drei Bänden. (o. Hrsg.). Insel Verlag, Frankfurt a.M.

Grimm, Brüder (1984) Der süße Brei. In: Kinder- und Hausmärchen gesammelt durch die Brüder Grimm. In drei Bänden. (o. Hrsg.). Insel Verlag, Frankfurt a.M.

Grimm, Brüder (1984) Die Alte im Wald. In: Kinder- und Hausmärchen gesammelt durch die Brüder Grimm. In drei Bänden. (o. Hrsg.). Insel Verlag, Frankfurt a.M

Grond E (2003) Die Pflege verwirrter alter Menschen. Lambertus-Verlag, Freiburg

Güll F (1975) Vom Büblein auf dem Eise. In: Güll F, Pocci F (Hrsg) Kinderheimat in Liedern und Bildern. Insel Verlag, Frankfurt a.M.

Gunzelmann T, Schuhmacher J (1997) Psychologische Betreuungs- und Behandlungskonzepte für Demenzkranke. In: Weis S, Weber G (Hrsg) Handbuch Morbus Alzheimer. Neurobiologie, Diagnose, Therapie (1147-1172). Psychologie Verlags Union, Weinheim

Gutzmann H, Zank S (2005) Demenzielle Erkrankungen. Medizinische und psycho-soziale Interventionen. Kohlhammer, Stuttgart

Halbach A (1995) Gedächtnistraining in 10 Themen. Band 1. memo verlag Hedwig Ladner, Stuttgart

Halbach A (1998) Gedächtnistraining in 10 Themen. Band 2. memo verlag Hedwig Ladner, Stuttgart

Halbach A (o.J.) Gedächtnistraining für denkungewohnte Gruppen. Arbeitsmappe 1 mit 15 Stundenentwürfen. Bundesverband Gedächtnistraining, Windeck-Herchen

Hanna E, Hanna H (1998) Bewegungsspaß für Senioren. Don Bosco Verlag, München

Harms H, Dreischulte G (1995) Musik erleben und gestalten mit alten Menschen. Gustav-Fischer-Verlag, Stuttgart

Haupt M (1993) Therapeutische Strategien gegen Angst und Aggression bei Demenz. Zeitschrift für Verhaltensmodifikation und Verhaltensmedizin 14: 325-339

Haupt M (1999) Der Verlauf von Verhaltensstörungen und ihre psychosoziale Behandlung bei Demenzkranken. Zeitschrift für Gerontologie und Geriatrie 32: 159-166

Haupt M (2004) Psychotherapeutische und psychosoziale Maßnahmen. Psychoneuro 30: 475-480

Haupt M (2005) Nicht-medikamentöse Behandlung: Kognitive Verfahren, Psychosoziale und psychoedukative Interventionen. In: Bergener M, Hampel H, Möller HJ, Zaudig M (Hrsg). Gerontopsychiatrie, Grundlagen, Klinik und Praxis. Wissen-schaftliche Verlagsgesellschaft, Stuttgart

Heyn P (2003) The effect of a multisensory exercise program on engagement, behaviour, and selected physiological indexes in persons with dementia. American Journal of Alzheimer's Disease and other dementias 18: 247–251

Hoffmann H (o.J.) Der Struwwelpeter – Die Klassiker in einem Band. Pestalozzi Verlag, Erlangen

Jungmann I (1995) Geistige Aktivierung in der Altenarbeit. Praktische Anregungen zum Spielen – Phantasieren – Diskutieren. Enke-Verlag, Stuttgart

Kämmer K (2002) Der Beitrag professioneller Pflege zur Lebensweltgestaltung von Menschen mit Demenz. Zeitschrift für Gerontologie und Geriatrie 35, 186-189

Kasten E (2002) Übungsbuch Hirnleistungstraining. borgmann Verlag, Dortmund

Keller L (1998) Ammenmärchen europäischer Völker. Mellinger Verlag, Stuttgart

Kelley MF (1997) Social interaction among people with dementia. Journal of Gerontological Nursing 23: 16-20

Kitwood T (2000) Demenz. Der personenzentrierte Ansatz im Umgang mit verwirrten Menschen. Hans Huber, Bern

Klauer KJ (2002) Denksport für Ältere. Hans Huber, Verlag Bern

Knies B, Lindenfelser C, Michels F (1997) MEKS – Methodenkartei für die pädagogisch-therapeutische Arbeit mit Senioren. Borgmann, Dortmund

Kurz A (1997) Klinische Diagnose der Alzheimer-Krankheit. In: Weis S, Weber G (Hrsg) Handbuch Morbus Alzheimer: Neurobiologie, Diagnose, Therapie (617-643). Psychologie Verlags Union, Weinheim

Labisch E, Lepping E (1996) Aktivierungstraining (Band 1). memo verlag Hedwig Ladner, Stuttgart

Lawton MP, Weisman GD, Sloane PD, Calkins M (1997) Assessing environment for older people with chronic illness. In: Teresi J, Lawton MP, Holmes D, Ory M (Hrsg). Measurement in elderly chronic care populations (193-209). Springer, New York

Lawton MP (1999) Environmental design features and the well-being of older persons. In: Duffy M (Hrsg) Handbook of counseling and psychotherapy with older adults. Wiley, New York

McGilton KS, Rivera TM, Dawson P (2003) Can we help persons with dementia find their way in a new environment? Aging und Mental Health 7: 363-371

Mörike E (1981) Er ist's. In: Göpfert HG (Hrsg) Eduard Mörike: Sämtliche Werke in vier Bänden. Erster Band. Carl Hanser Verlag, München

Normann U (1994) Heiteres Gedächtnistraining. memo verlag Hedwig Ladner, Stuttgart

Oppolzer U (1996) Ganzheitliches Gehirntraining mit „KOPF". borgmann, Dortmund

Oppolzer U (1998) Hirntraining mit ganzheitlichem Ansatz. borgmann, Dortmund

Osborn C, Schweitzer P, Trilling A (1997) Erinnern: eine Anleitung zur Biographiearbeit mit alten Menschen. Lambertus, Freiburg

Oswald WD (2004) SimA®-basic-PC – Gedächtnistraining und Psychomotorik. Das individuelle PC-Programm für alle ab 50. Hogrefe Verlag, Göttingen

Oswald WD (2005) SimA®-basic – Gedächtnistraining und Psychomotorik. Geistig und körperlich fit zwischen 50 und 100. Hogrefe Verlag, Göttingen

Oswald WD, Ackermann A, Gunzelmann T (2006) Effekte eines multimodalen Aktivirungsprogrammes (SimA-P) für Bewohner von Einrichtungen der stationären Altenhilfe. Zeitschrift für Gerontopsychologie und -psychiatrie 19: 89-101

Oswald WD, Gunzelmann T (2001) Das SIMA-Projekt. Kompetenztraining – Ein Programm für Seniorengruppen. Hogrefe Verlag, Göttingen

Oswald WD, Hagen B, Rupprecht R, Gunzelmann T (2002) Bedingungen der Erhaltung und Förderung von Selbständigkeit im höheren Lebensalter (SIMA). Teil XVII: Zusammenfassende Darstellung der langfristigen Trainingseffekte. Zeitschrift für Gerontopsychologie und -psychiatrie 15: 13-31

Oswald WD, Rödel G (1995) Das SIMA-Projekt. Gedächtnistraining – Ein Programm für Seniorengruppen (2. Auflage 1998). Hogrefe, Göttingen

Pearce A, Clare L, Pistrang N (2002) Managing sense of self: coping in the early stages of Alzheimer's disease. Dementia 1: 173-192

Rilke RM (1955) Herbsttag. In: Rainer Maria Rilke – Sämtliche Werke. Erster Band. (o. Hrsg.). Insel Verlag, Wiesbaden

Romero B (1997) Selbst-Erhaltungs-Therapie (SET). Betreungsprinzipien, psychotherapeutische Interventionen und Bewahren des Selbstwissens bei Alzheimer-Kranken. In: Weis S, Weber G (Hrsg.) Handbuch Morbus Alzheimer (1209-1253). Beltz, Weinheim

Romero B, Eder G (1992) Selbst-Erhaltungs-Therapie (SET): Konzept einer neuropsychologischen Therapie bei Alzheimer-Kranken. Zeitschrift für Gerontopsychologie und -psychiatrie 5: 267-282

Romero B, Wenz M (2002) Konzept und Wirksamkeit eines Behandlungsprogrammes für Demenzkranke und deren Angehörige. Ergebnisse aus dem Alzheimer Therapiezentrum Bad Aibling. Zeitschrift für Gerontologie und Geriatrie 35: 118-128

Roth E (1977) Der Fahrgast. In: Roth E (Hrsg) Sämtliche Werke – Band 1. Hanser Verlag, München

Salis-Seewis JG v (2004) Herbstlied. In: Bartnitzky H, Bunk HD (Hrsg) Kunterbunt Lesebuch 3. Klett Verlag, Stuttgart

Savundranayagam MY, Hummert ML, Montgomery RJ (2005) Investigating the effects of communication problems on caregiver burden. The Journals of Gerontology. Series B, 60: 48-55

Schaade G (1998) Ergotherapie bei Demenzerkrankungen. Ein Förderprogramm. Springer, Berlin

Schaade G (2008) Ergotherapie bei Demenzerkrankungen. Ein Förderprogramm (4. überarbeitete Auflage). Springer, Berlin

Schröder J, Pantel J, Förstl H. (2004) Demenzielle Erkrankungen – Ein Überblick. In: Kruse A, Martin M (Hrsg) Enzyklopädie der Gerontologie. Alternsprozesse in multidisziplinärer Sicht (224-239). Verlag Hans Huber, Bern

Seligman MEP (1975) Helplessness: On depression, development and death. Freedman, San Francisco

SimA (1993) Übungen für das Gedächtnistraining. In: Oswald WD, Rödel G (Hrsg) Das SIMA-Projekt. Gedächtnistraining – Ein Programm für Seniorengruppen (2. Auflage 1998). Hogrefe Verlag, Göttingen

Six P (1990) Psychische und somatische Folgen der senilen Demenz vom Alzheimertyp. In: Uchtenhagen A, Jovic N (Hrsg) Psychogeriatrie. Asanger, Heidelberg

Snowden M, Sato K, Roy-Byrnde P (2003) Assessment and treatment of nursing home residents with depression or behavioral symptoms associated with dementia: a review of the literature. Journal of the American Geriatrics Society 51: 1305-1317

Snyder L, Quayhagen MP, Sheperd S, Bower D (1995) Supportive seminar groups: An intervention for early stage dementia patients. The Gerontologist 35: 691-695

Spector A, Davies S, Woods B, Orrell M (2000) Reality orientation for dementia: a systematic review of the evidence of effectiveness from randomized controlled trials. Gerontologist 40: 206-12

Stengel F (1984) Heitere Gedächtnisspiele. Spielleiterband (1. Aufl.). Klett, Stuttgart

Stengel F (1986a) Heitere Gedächtnisspiele 1. Spielleiterband (3. Aufl.). Klett, Stuttgart

Stengel F (1986b) Heitere Gedächtnisspiele. Spielmappe (4. Aufl.). Klett, Stuttgart

Stengel F (1988) Heitere Gedächtnisspiele 2. Spielmappe (2. Aufl.). Klett, Stuttgart

Stengel F (1993a) Gedächtnis spielend trainieren. memo verlag Hedwig Ladner, Stuttgart

Stengel F (1993b) Heitere Gedächtnisspiele 2, Spielleiterband (3. Aufl.). memo verlag Hedwig Ladner, Stuttgart

Stengel F (1997) Heitere Gedächtnisspiele 1. Spielleiterband (7. Aufl.). memo verlag Hedwig Ladner, Stuttgart

Stengel F (2003) Heitere Gedächtnisspiele 3. Trainerhandbuch (2. Aufl.). memo verlag Hedwig Ladner, Stuttgart

Stengel F, Ladner-Merz S (2006) Gedächtnis spielend trainieren. memo verlag, Stuttgart

Stengel F, Ladner-Merz S (2007) Denk Dich Fit! (2. Aufl.). memo verlag, Stuttgart

Storm, T (1962) Knecht Rupprecht. In: Hochhuth R (Hrsg) Theodor Storm. Am Grauen Meer – Gesammelte Werke. Bertelsmann, Gütersloh

Tabourne CES (1995) The effects of al life review program on disorientation, social interaction and self-esteem of nursing home residents. International Journal of Aging and Human Development 41: 251-266

Trilling A, Hodgson B, Schweitzer P (2001) Erinnerungen pflegen. Vincentz-Verlag, Hannover

Vennemann S (2002) Singen mit Spaß – Tanzlieder. Vincentz Verlag, Mainz

Wimschneider A (1990) Herbstmilch. Piper, München

Wahl HW (1998) Alltagskompetenz: Ein Konstrukt auf der Suche nach einer Identität. Zeitschrift Gerontologie und Geriatrie 31: 243-249

Werezak L, Stewart N (2002) Learning to live with early dementia. Canadian Journal of Nursing Research 34: 67-85

Wojnar J (2001) Demenzkranke verstehen. In: Dürrmann P (Hrsg) Besondere stationäre Dementenbetreuung (34-41). Vincentz-Verlag, Hannover

Woods B (2002) Psychologische Therapie bei fortgeschrittener Demenz. In: Maercker A (Hrsg) Alterspsychotherapie und klinische Gerontopsychologie (341-357). Springer, Heidelberg

Zaudig M, Möller HJ (2005) Klinik, Diagnose, Psychometrie und Differenzialdiagnose der Demenz. In: Bergener M, Hampel H, Möller HJ, Zaudig M (Hrsg) Gerontopsychiatrie, Grundlagen, Klinik und Praxis. Wissenschaftliche Verlagsgesellschaft, Stuttgart

Übungsverzeichnis

In der Übersicht auf den folgenden Seiten sind alle Übungen aufgeführt, die in diesem Handbuch Erwähnung finden. Die Übungen und ihre Varianten sind jeweils nach systematischen Oberbegriffen alphabetisch geordnet.

W. D. Oswald, A. Ackermann

Kognitive Aktivierung mit SimA-P

Selbständig im Alter

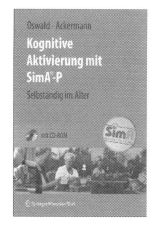

2009. VIII, 430 Seiten. Zahlr. Abbildungen. Mit CD-Rom.
Broschiert **EUR 49,95**, sFr 77,50*
ISBN 978-3-211-79903-1
Set: 3 Bde. Mit CD-Rom. **EUR 99,95**, sFr 155,50*
ISBN 978-3-211-79932-1

Dieser Band ist Bestandteil einer kombinierten Gedächtnis- und Psychomotori-kaktivierung, mit dem Ziel des Erhaltes und der Förderung von Selbständigkeit und Wohlbefinden bei Pflegeheimbewohnern. Er stellt einen in der Praxis erprob-ten Leitfaden für die Durchführung von kognitiver Aktivierung dar und richtet sich in erster Linie an Personen, die beruflich oder ehrenamtlich im Bereich der Altenhilfe tätig sind. Neben einem kurzen allgemeinen Teil werden insgesamt 24 Stundeneinheiten vorgestellt. Konkrete Ablaufpläne und Arbeitsmaterialien für die Gruppenarbeit erleichtern dabei die Umsetzung in der täglichen Praxis. Die Kopiervorlagen finden sich zudem auf der beigelegten CD-ROM. Ziel ist es, kognitive Leistungen zu erhalten oder nach Zeiten längerer Inaktivität wieder zu fördern. Bei Bewohnern mit leichter bis mittelschwerer kognitiven Beein-trächtigung soll eine weitere Verschlechterung durch die Aktivierung zeitlich verzögert werden.

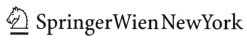

P.O. Box 89, Sachsenplatz 4–6, 1201 Wien, Österreich, Fax +43.1.330 24 26, books@springer.at, **springer.at**
Haberstraße 7, 69126 Heidelberg, Deutschland, Fax +49.6221.345-4229, SDC-bookorder@springer.com, springer.com
P.O. Box 2485, Secaucus, NJ 07096-2485, USA, Fax +1.201.348-4505, service@springer-ny.com, springer.com
Preisänderungen und Irrtümer vorbehalten. *Unverbindliche Preisempfehlung

W. D. Oswald, A. Ackermann

Psychomotorische Aktivierung mit SimA-P

Selbständig im Alter

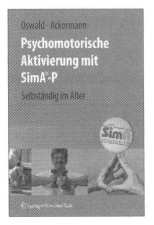

2009. VIII, 142 Seiten. Zahlr. Abbildungen.
Broschiert **EUR 19,95**, sFr 31,–*
ISBN 978-3-211-79905-5
Set: 3 Bde. Mit CD-Rom. **EUR 99,95**, sFr 155,50*
ISBN 978-3-211-79932-1

Dieser Band ist Bestandteil einer kombinierten Gedächtnis- und Psychomotorikaktivierung mit dem Ziel des Erhaltes und der Förderung von Selbständigkeit und Wohlbefinden bei Pflegeheimbewohnern. Er stellt einen in der Praxis erprobten Leitfaden für die Durchführung einer psychomotorischen Aktivierung dar und richtet sich in erster Linie an alle Personen, die beruflich oder ehrenamtlich im Bereich der Altenhilfe tätig sind. Die Durchführung einer psychomotorischen Aktivierung hat sich den Erhalt und die Verbesserung von motorischen, psychomotorischen sowie kognitiven Leistungen zum Ziel gesetzt. Es wurden Übungen ausgewählt, die von mobilen, wie auch von immobilen, aber sitzfähigen Teilnehmern trainiert werden können. Neben einem kurzen allgemeinen Teil werden insgesamt 24 Therapieeinheiten vorgestellt. Konkrete Ablaufpläne und Arbeitsmaterialien für die Gruppenarbeit erleichtern dabei die Umsetzung in der täglichen Praxis.

SpringerWien NewYork

P.O. Box 89, Sachsenplatz 4–6, 1201 Wien, Österreich, Fax +43.1.330 24 26, books@springer.at, **springer.at**
Haberstraße 7, 69126 Heidelberg, Deutschland, Fax +49.6221.345-4229, SDC-bookorder@springer.com, springer.com
P.O. Box 2485, Secaucus, NJ 07096-2485, USA, Fax +1.201.348-4505, service@springer-ny.com, springer.com
Preisänderungen und Irrtümer vorbehalten. *Unverbindliche Preisempfehlung